U0189416

胡思榮

精选病案辨析录

胡思荣　主编

中国科学技术出版社
·北 京·

图书在版编目（CIP）数据

胡思荣精选病案辨析录 / 胡思荣主编 . — 北京：中国科学技术出版社，2020.3

ISBN 978-7-5046-8508-7

Ⅰ . ①胡… Ⅱ . ①胡… Ⅲ . ①医案—汇编—中国—现代 Ⅳ . ① R249.7

中国版本图书馆 CIP 数据核字 (2019) 第 293848 号

策划编辑	焦健姿　刘　阳
责任编辑	孙　超
装帧设计	佳木水轩
责任印制	李晓霖

出　　版	中国科学技术出版社
发　　行	中国科学技术出版社有限公司发行部
地　　址	北京市海淀区中关村南大街 16 号
邮　　编	100081
发行电话	010–62173865
传　　真	010–62179148
网　　址	http://www.cspbooks.com.cn

开　　本	710mm×1000mm　1/16
字　　数	141 千字
印　　张	11.75
版　　次	2020 年 3 月第 1 版
印　　次	2020 年 3 月第 1 次印刷
印　　刷	北京威远印刷有限公司
书　　号	ISBN 978-7-5046-8508-7 / R · 2477
定　　价	35.00 元

编著者名单

主　编　胡思荣

副主编　左明晏　胡　然　李宝华　蔡　星

编　者　（以姓氏笔画为序）

　　　　王　娇　王晓棣　叶　青　田发念

　　　　冯文煦　刘　瑜　阳国彬　李　静

　　　　杨良锋　杨晓艳　吴厚琴　何婧娴

　　　　邵本刚　周立亚　周肃陵　郭建芳

内容提要

　　胡思荣先生是湖北中医名师，第五批全国名老中医药专家学术经验继承工作指导老师。本书立足于先生长期诊病之心得，精选其临证及带教过程中的辨证思路与经典医案。先生创立"郁痰"理论，认为疑难病的发生多由郁痰引起，运用中医郁痰理论，以疏肝解郁化痰为法治疗眩晕、抑郁症、神经症、癫痫、更年期综合征、甲状腺结节、乳腺增生等疑难病症，以"郁痰"为纲抽丝剥茧、细致入微地辨证论治。本书具有较高的学术和临证价值，是广大中医师研习中医的上佳读本。

主编简介

胡思荣 1952 年 12 月生，中共党员，湖北谷城县人，毕业于湖北中医学院（现湖北中医药大学）。湖北省襄阳市中医医院主任医师，首届湖北省知名中医，首届湖北中医名师，第五批全国名老中医药专家学术经验继承工作指导老师，2014 年全国名老中医药专家传承工作室建设项目专家，湖北中医药大学教授，硕士研究生导师，首届襄阳好医生，享受襄阳市政府专项津贴。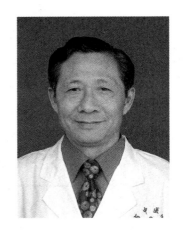

擅长运用中医郁痰理论，采用疏肝解郁化痰之法，以中医治疗与自主神经功能紊乱和内分泌功能失调相关的抑郁症、神经症，癫痫、梅尼埃综合征、考试紧张综合征、更年期综合征、头痛、失眠、甲状腺功能亢进、甲状腺功能减退、甲状腺肿瘤、乳腺增生、痛经、月经不调等内科疑难病症。在理论上，博学多识而不泥于古，有独到之见解；在临床上，取方平实却屡收奇效，富斫轮之经验，堪称钜学鸿生、一方名医。

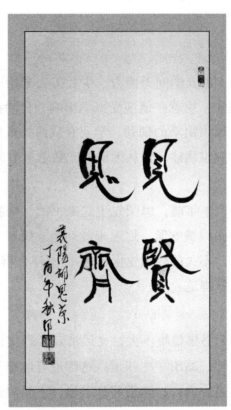

见贤思齐

襄阳祁恩荣
丁酉年秋印

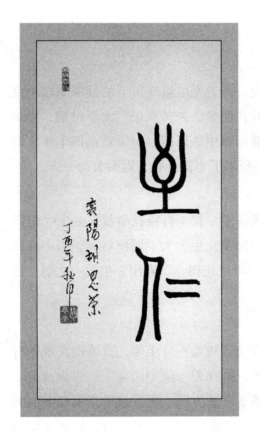

襄阳祁恩荣
丁酉年秋印

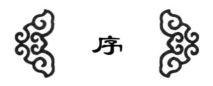

序

　　古人学问无遗力，少壮工夫老始成。思荣先生给我留下的最深刻印象是坚守、执着。他饱受家学影响，自幼孜孜研学，苦苦深求。大学时期，更是展现出出众的韧劲。学业有成便扎根襄阳市中医医院，一干就是四十年。面对疑难病症，他从无畏惧，勤思不辍，积累了丰富经验，因而名动一方。

　　半年前，思荣先生送来书稿，嘱我写序。我一直将此事放在心上，但因手头编撰吃紧，迟迟未能动笔。想着与思荣先生为大学同窗好友，当不会怪罪。不久前收到先生讯息："写序之事，可还记得？"看出先生关心之切，遂赶紧提笔。

　　书稿篇幅不大，文风清新，行文流畅。初读不见圭角，数读则发现内有乾坤，品出一些味道。这味道有丝绵长，饱含着一位中医高手躬耕杏林数十载之心血；这味道些许醇厚，不只渗透于理法方药，更深植于真实病案的临证思维。不禁感慨——文如其人。先生博学多才却不安常守故，朴实无华而不失幽默含蓄，非深交莫能识之。读其书亦然。全书按医案精选、医论撷英两部分撰写，内涵蕴藏其间，非通读难取其精髓。医案精选似"鱼"，如实记述了三十九种疑难病症的治疗经验，满满干货，如和璧隋珠；医论撷英似"渔"，为画龙点睛之笔，是方法理性的梳理总结，是先生从医路上"擒怪病擒出名堂，攻科研攻出成效，传经验传出精髓"的所以然。

治如用兵。临证如临阵，考验的是医家谋略。疑难病往往病因复杂，诊断不确定，治疗效果欠佳。书中所选疑难病案，涉及神志病、腺体病、妇科病、脏腑病、皮肤病等，配伍严谨圆巧，法理昭然有据，屡收奇效。细观，先生于遣方，多强调治病求本，主张用药不忘顾护脾胃，强壮后天之本；于用药，多为自拟方，且药味适可，药量适中，每方用药不超十五味，每药用量不越十五克，可谓兵贵于精，功力可鉴。

如此个性书稿，我甚喜读，故乐为之序。

王华，湖北中医药大学教授、博士研究生导师，湖北中医药大学原校长，享受国务院政府特殊津贴；兼任国务院学位委员会中医学科评议组成员、教育部中医教育指导委员会委员、世界针灸学会联合会执行委员、世界针灸学会联合会针灸教育工作委员会主任委员、中华中医药学会常务理事、中国针灸学会副会长、中国针灸学会针灸治未病专业委员会主任委员、湖北省中医药学会会长等学术职务。

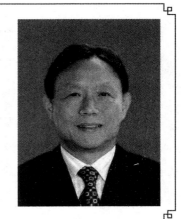

目 录

胡思荣精选病案辨析录

001 医案精选

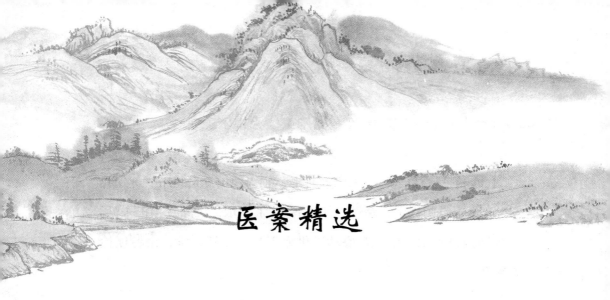

医案精选

梅尼埃综合征

石某，女，31岁，干部。2001年12月8日初诊。

【主诉】突发眩晕月余。

【病史】患者有十多年的梅尼埃综合征病史，开始一两年一发，近年来几乎每月发作，时轻时重，每发都没有预感，均需住院治疗十余天方愈，此次因工作劳累加之生气而发病，且病情较重。1个月前的夜晚3时突发眩晕，见天旋地转，房倒屋塌，双手紧紧抓住床头仍感到要从床上跌落，以为地震，随即呼唤家人，准备跳楼逃生，伴恶心呕吐、心慌气短、头重脚轻、站立不稳、周身乏力，待全家人起来后方知是自己又发病了，立即送往某三甲医院救治，住院治疗月余，给予静脉输液及中药（药名不详）治疗，仍不能下地行走，动则诸症加重。

【个人史】性格脾气一般，嗜辛辣，爱生闷气。

【体检】舌红苔薄白，脉细滑。血压 105/75mmHg。心率 48 ～ 54/min。心电图提示，窦性心律不齐。CT 提示，头颅及颈椎未见异常。多普勒扫描提示，椎 – 基底动脉供血不足。血糖正常，余各项检查未见异常。

【诊断】梅尼埃综合征。

【处方】枳实 12g，姜竹茹 30g，陈皮 15g，姜半夏 10g，茯苓 12g，炙远志 12g，石菖蒲 12g，川厚朴 12g，黄柏 12g，桃仁 10g，生甘草 6g，生姜 3 片为引。7 剂，每日 1 剂，水煎服。嘱其凉水浸泡 30min，煎煮 30min，连续煎煮 2 遍，合二为一，分 3 次饭后服。

12 月 16 日二诊：自诉服药第 2 天病情减轻；第 4 天，诸症消失，自觉无不适，精神饮食及睡眠均佳；第 7 天自觉精神、饮食及睡眠如常人。守上方 7 剂以巩固疗效。

12 月 23 日三诊：自诉服上方 14 天体力恢复，能正常上班。

共服上方 1 个月痊愈停药，随访 10 年未见复发。

【按语】患者有长期眩晕的病史，伴恶心呕吐、心慌气短等；舌红苔薄白，脉细滑，西医检查未见明显的脑缺血表现，中医辨证考虑为痰浊上扰。组方用温胆汤加减。温胆汤方出自《备急千金要方》，由半夏、枳实、陈皮、竹茹、甘草、生姜六味药组成，主治"大病后虚烦不得眠"。后世将其划分为祛痰剂，诸代医家考虑其具有理气化痰、和胃利胆之功效，主治胆郁痰扰证，胆怯易惊、头眩心悸、心烦不眠、夜多异梦，或呕恶呃逆、眩晕、癫痫。临床常用于治疗神经官能症、急慢性胃炎、消化性溃疡、慢性支气管炎、梅尼埃综合征、更年期综合征、癫痫等属胆郁痰扰者。温胆汤用于此患者，正切合病机。综观温胆汤方，里面有几个胡师常用的药对：半夏、陈皮，半夏为化痰圣药，陈皮理气化痰，两药合用可燥湿化痰；茯苓、甘草，茯苓健脾利湿、宁心安神，甘草健脾益气和中，二药共奏健脾利湿、益气和中之效；竹茹、枳实，竹茹甘凉，清热化痰，为少阳腑热、痰热要药，枳实微寒，理气行痰、消积除痞，两药合用有清热化痰之功。再有菖蒲、远志，是中医"安神益智，化痰开窍"的经典药对，常用于治疗痰浊蒙蔽心窍所致的神志不清、昏聩不语、惊痫、癫狂等症状，或痰浊气郁影响神明所致心悸、善忘、失眠、惊恐、耳聋、目瞀等症状。石菖蒲辛温、芳香利窍，善宣气豁痰、开窍宁神、化湿和胃；远志辛苦微温，善祛痰开窍、安神益智、消散痈肿。二药相须为用，作用更强，能使痰浊消散，不蒙心窍而神志清明。

（李宝华）

考前紧张综合征

刘某，男，16 岁，高三学生。2001 年 6 月 7 日初诊。

【**主诉**】突然自觉右侧小腿剧烈疼痛、不能动弹 7 天。

【**病史**】患者学习成绩优异。于高考前 3 个月，由于学习紧张精神压力大，在一次统考中晕倒在教室而导致一门学科缺考。高考前 1 个月预考时，突然自觉右侧小腿剧烈疼痛，且越来越重，以致进出教室要人背着，回寝室要人用自行车推着，甚时连蚊帐也不能自己掀起，伴心烦易怒、失眠多梦、记忆力减退、胆小害怕、胡思乱想。曾在某三甲医院进行系统化检查，均未见异常，给予静脉输液、针灸及西药（药名不详）治疗均未奏效，希望用中药治疗。邀请胡师去其家中出诊，见其表情痛苦地平躺于床上不能动弹。

【**个人史**】性格内向，沉默寡语，嗜食辛辣及甜食。

【**体检**】舌红苔薄黄，脉沉细。血压 120/72mmHg。小腿无红肿热痛。

【**诊断**】考前紧张综合征。

【**辨证**】肝气郁结，痰瘀互结。

【**治法**】疏肝理气，化痰活血。

【**处方**】厚朴 12g，姜半夏 10g，竹茹 30g，石菖蒲 10g，合欢皮 10g，陈皮 12g，黄柏 12g，茯苓 12g，焦山楂 10g，生甘草 6g。7 剂，

每日 1 剂，水煎服。嘱其：凉水浸泡 30min，煎煮 30min，连续煎煮 2 遍，合二为一，分 3 次饭后服。

6 月 14 日二诊：见服药 7 天，自觉诸症大减，可以自己行走，心情较前平静。

6 月 21 日三诊：自觉服上方 14 天，临床症状消失，情绪稳定心情好，精神饮食及睡眠均佳，并能够积极投入总复习。

而后，续服上方至 7 月 9 日，高考完毕而停药，最终以总分 613 分的成绩，考入某重点大学。随访 10 年未见复发。

【按语】患者学习压力过大，情绪无法正常宣泄，容易导致肝郁。肝之疏泄失常，是诱发痰饮的重要一环，肝失疏泄又是痰瘀互结证形成的机制。"痰之为物，随气升降，无处不到，为眩晕心嘈，为怔忡心悸，为寒热肿痛……悉属痰候"，其发生特点在于焦虑情志与饮食不当贯穿疾病的始终，其发病可因痰蒙清窍而致眩晕，可因瘀血阻塞经络而发生肌肉酸痛。

其后期的机制是气滞痰郁、气血运行迟缓，阻塞经脉，郁久化热，耗伤肝血，遂生肝热，肝风内动，肝阳上亢，瘀血痰浊上犯清窍，脑脉受阻。加之营养过剩，上学少动，伤于脾胃，脾虚不化津液，津停而形成痰浊，上行聚于脑，壅积阻碍气血布散，脑无精血填充，失于濡养，发生头晕。当痰浊流注经络，导致气血运行不畅，痰瘀互结，胶固不化，再生痰浊，最终痰随气血流注，内达脏腑，外到经脉，久之阻塞脉络，心神失用。

方意使用化痰行气法治疗紧张综合征，以温胆汤加减治疗。陈皮，辛行温通，治痰之要药，既可燥湿化痰，又能理气健脾。半夏，辛温性燥，擅长治脏腑之湿痰，又兼和胃，《主治秘要》载"燥胃湿，化痰，益脾胃气，消肿散结，除胸中痰涎"。陈皮、半夏合用，燥湿化痰与温化寒痰并用，前者理气，后者消痞，一行气滞，一化痰结，因此气顺则痰浊自消。茯苓，甘淡渗湿，所谓祛湿则痰浊不生，兼顾安神、健脾胃。枳实，味苦性微寒，破气、化痰，《别录》载"可除胸胁痰癖"。与竹茹合用，清热化痰除烦，不但加强了陈皮行气与半夏化痰之力，清胃热、化痰散结，又降逆行气止呕。该案患者明显气滞偏重，因此可加厚朴、石菖蒲。厚朴，辛散，行气、下气，亦可燥湿化痰，联合应用可治痰湿内阻之症。石菖蒲，味辛、苦，归心经，可理气活血、祛风祛湿，擅长豁痰开窍醒神，治疗神昏癫痫、痰厥气闭症。最后佐以合欢皮，有安神、解郁之功效，治疗虚烦不安、抑郁不舒之症，安五脏、和心志。以上诸药同用，对于肝郁痰火、气结血瘀之征，可谓标本同治。

（胡　然）

更年期综合征

张某，女，35岁，干部。2008年12月23日初诊。

【主诉】五心烦热、阵阵发热汗出年余。

【病史】自诉1年前始见失眠多噩梦，经常梦见被蛇咬或看到脏的东西，整天心烦意乱，莫名其妙的发火，注意力不集中，丢三落四，渐至胸闷气短，五心燥热，阵阵发热汗出，时又畏寒，周身不适，痛无定处，四肢无力，时又浑身麻酥酥的，伴乳房胀痛，月经不定期、量少、色紫暗、夹带血块，白带全无且感不适，面色萎黄，满面乌斑以两颧为甚，经期前后诸症加重。曾在几家大医院做各种检查，仅见双侧乳腺增生伴溢液，颈椎轻度骨质增生，血压偏高，血脂略高于正常范围。曾因甲亢、胃炎、颈椎病、心脏神经官能症、月经不调等病用中西药(药名不详)治疗半年余，病情益重，自觉没有做女人的自信，不敢与异性接触，活得很痛苦。

【个人史】性格一般，脾气急躁，爱生闷气，嗜好辛辣与甜食。

【体检】舌红苔薄黄，脉弦细。双侧乳腺增生伴少量溢液。

【诊断】更年期综合征。

【处方】川厚朴12g，桃仁10g，红花10g，白芍15g，当归15g，合欢皮12g，炙远志12g，白僵蚕10g，刺蒺藜12g，艾叶10g，炙甘草6g，桃花6g为引。10剂，每日1剂，水煎服。嘱其凉水浸泡30min，煎煮30min，连续煎煮2遍，合二为一，分3次饭后服。

2009年1月3日二诊：自诉服上方第7天心情好转，情绪也稳定了一些。守上方10剂。

2009年1月13日三诊：自诉服药20天诸症明显好转，乳房肿块变软缩小，溢液消失，并有少许白带，精神、饮食及睡眠转佳，心情好，性格也温顺多了。

该患者共服药3个月，诸症消失，见其面色红润，月经按期而至，也不发脾气了，面部乌斑明显淡化减少，乳房肿块消失，能正常上班工作，像变了一个人，同事都感到很奇怪，家里人反倒不适应了。随访5年未见复发。

【按语】更年期综合征多以虚证为主，虚者大都见肾阴虚或肾阳虚，或肾阴阳两亏。肾虚血瘀，瘀血作为继发性病理产物本于肾，亦可发为本病。患者平素急躁，郁怒伤肝，肝郁气滞，致肝阴不足，肝肾同源，导致肾虚血瘀。方取血府逐瘀汤加减，以桃仁、红花、当归活血化瘀；川厚朴开胸行气，调畅气机；合欢皮、炙远志清心除烦安神；白芍缓肝急；佐刺蒺藜、艾叶平肝解郁通经。诸药合用，共奏理气活血，养心安神，调补肝肾之功。行血分之瘀滞，解气分之郁结，调阴阳之平秘，使气血调，阴阳平，故更年期综合征愈。

更年期综合征发病虽因生理因素所致为本，但很多患者的发病与精神因素有关，或因情绪激动，或因情志不畅，或因精神紧张等，皆可作为诱因导致更年期综合征的发作。临床有多名医家报道，使用血府逐瘀汤加减治疗更年期综合征，均取得良好效果。血瘀为标，血瘀的形成可导致脏腑气血不和、功能失调。更年期综合征患者由于肾精不足，肾阴虚衰，精不生血，阴不生津，致津枯血燥，血液黏滞，运行不畅而成瘀滞。肾阴虚损，肾水不能上济于心火，心火亢盛，又可灼津耗液，血行瘀滞，则经色紫暗，夹带血块。水不涵木，木失条达，则致气机不畅，血行不利，或肝郁气滞，则胸闷气短。若患者肾阳不足，温煦失职，阴寒内盛，寒则气收，血行不畅，亦致瘀血形成。以上种种皆可导致脏腑气血失和，在临床上表现为多种症状，如局部疼痛、血块、胸闷、肢体麻木等。因此可以认为，肾精不足、肾气不充为更年期综合征的根本病因。血液运行不畅，致血流瘀阻则是本病之标。血瘀是更年期综合征的一种重要病理表现。故在常规辨证论治基础上，适当佐以活血化瘀药，往往可收到奇效。

（杨晓艳）

重症更年期综合征

付某，女，53岁，小学教师。2008年3月28日初诊。

【主诉】心慌胸闷、气短2年余。

【病史】患者曾患高血压病、糖尿病十多年，2006年春节后因家事突发，逐渐自觉心慌胸闷，接不上气，而后反复5次住院都以冠状动脉粥样硬化性心脏病治疗，均未奏效，反见病情日益加重，身体逐渐衰弱，以至彻夜不眠、烦躁欲死、大便干结，整日里胡思乱想、悲伤欲哭、四门不出。此次又因心脏病发作，住进某三甲医院，医生建议行心脏手术治疗，手术前一天，同病室的一个患者因心脏手术失败离世，该患者见状在未办出院手续的情况下独自跑回家。回家后患者给自己做了寿衣，照了遗像。正在患者绝望时，朋友劝其来胡师处就诊。

【个人史】平素易焦虑，无特殊嗜好，工作十分敬业，做事要求十全十美。

【体检】舌绛红，苔燥黄少津，脉弦滑。

【诊断】重症更年期综合征。

【处方】川厚朴 12g，半夏 10g，煅青礞石 30g，蜈蚣 2 条，百合 12g，远志 12g，艾叶 10g，肉桂 4g，生大黄 8g，桃仁 10g，薤白 12g，神曲 12g，甘草 6g。7 剂，每日 1 剂，水煎服。嘱其凉水浸泡 30min，煎煮 30min，连续煎煮 2 遍，合二为一，分 3 次饭后服。并告知患者目前没有生命危险，回家后自己煎药服用，适当活动。

4月3日二诊：患者自诉服上方第 4 天病情开始好转，第 7 天情绪稳定一些。守上方 7 剂。

4月14日三诊：自诉服上方 14 天可以外出散步，心情平静一些。

经过 45 天的治疗，患者精神饮食及睡眠均佳，气色好，心情好，血压、血糖稳定在正常范围，临床症状消失。治疗 60 天病情稳定，身体渐渐轻松。至今 9 年随访未见复发。

【按语】中医学认为，更年期指"女子天癸之数，七七而止"，其中的"天癸"指直接与发育和生殖有密切关系的物质，相当于现代医学中的性激素。因此"天癸竭"指肾之阴精已日趋亏虚，从而冲任虚损，血海渐枯、气血紊乱。"肾生髓，髓生肝"，肾阴不足，可以引起肝阴不足，导致肝失疏泄，加上患者平素焦虑，操劳太过，情志抑郁，以致肝郁脾虚，疏泄运化功能减弱，加之动少静多，中焦阳气虚衰，精微没有化为机体正常需要的气血津液，反聚为痰。该病是肝郁脾虚痰凝之重症，临床表现多变，多由焦虑、忧思过度诱发，日久则痰火扰心，进而悲伤欲哭，其病因多在肝郁，变化多在痰火。

方以解郁豁痰开窍为主。方中百合、远志，性味甘平，取其朝张暮合之天性，治疗失眠多梦、虚烦不安之症。该方特点是重用礞石，性味甘咸，善于破气坠痰、平肝镇惊，攻逐老痰顽痰、胶固不化之痰，汤衡在《婴孩宝鉴》中载："言礞石乃治惊利痰之圣药。"《本草纲目》载："清礞石，其性下行，阴也，沉也，乃厥阴之药。常辅以大黄，所谓大黄苦寒，荡涤湿热，开痰火下行之路。"本方虽有礞石重坠顽痰，若无通腑利胆的生大黄，则痰火仍无出路。因此礞石、生大黄合用可增强清热除烦之功效，又兼通腑气利大便。此方特别选用半夏、川厚朴，以疏肝、理气、解郁。川厚朴行气燥湿，可"消痰下气，疗霍乱及腹痛胀满"（《别录》），厚朴对极度精神紧张、兴奋状态及原因不明的震颤，有明显的缓解作用。患者久病必多见血瘀，故而加用桃仁、蜈蚣，取其化瘀生新、破血活血的功效。桃仁，破血行瘀，润燥滑肠。蜈蚣，息风镇痉，通络止痛，《本草从新》载"善走能散"，二者合用，不仅可以用于肝风内动之顽痹头痛，兼顾疾病日久活血破瘀。最后佐以艾叶，祛湿暖宫，温中开郁。

（胡　然）

抑　郁　症

詹某，男，30岁，军人。2005年3月25日初诊。

【主诉】双手发抖、注意力不集中、反应迟钝2年余。

【病史】患者于1992年3月因其母亲病逝过于悲伤，同时要参加进修考试，并且正在给其爱人调动工作，诸多压力同时施加于患者，导致患者考试期间双手发抖、胃肠不适、自觉天昏地暗。此后即见头昏脑涨、记忆力减退、注意力不集中、反应迟钝、失眠多梦、心烦易怒，自觉随时就会发疯，不能控制自己，痛苦程度已难以忍受，反复出现自杀念头，每天都在担心自己的病情，对目前的职务、政绩均不满意，并打算放弃新的追求，一般情况尚可。

【个人史】平时性格内向，多愁善感，嗜食辛辣及酒。

【体检】舌红苔白腻，脉弦滑。血压110/70mmHg。诱发电位提示，双侧大脑半球中央前回皮质存在病损。

【诊断】抑郁症。

【处方】煅青礞石30g，蜈蚣2条，川厚朴12g，半夏10g，肉桂4g，生大黄8g，桃仁10g，制远志12g，石菖蒲12g，神曲12g，艾叶10g，白术12g，茯苓12g，香附10g，郁金10g，甘草6g。10剂，每日1剂，水煎服。嘱其凉水浸泡30min，煎煮30min，连续煎煮2遍，合二为一，分3次饭后服。

4月2日二诊：自诉服药7天，情绪稳定一些。守上方7剂。

4月9日三诊：自诉服药14天，自觉诸症较前明显好转，不再忧愁烦恼。服药1个月，症状消失，精神、饮食及睡眠均佳，头脑清醒，心情亦好，对工作又有了信心。

共服上方治疗120天，痊愈停药。至今10年未复发。并将其最后服用的一张处方，折得整整齐齐地放在钱包里，整天带在身上，听说别人有类似的症状，就让别人用这张处方去取药。

【按语】抑郁症是以显著而持久的情感或心境障碍为主要病因引起的，一组以抑郁心境自我体验为中心的临床症状群或状态。临床表现为以情感低落、兴趣丧失、思维迟缓、意志活动减退和躯体症状为主，伴有相应的认知和行为改变，可有精神性症状，大多数患者有反复发作倾向，部分患者可有残留症状或转为慢性。

抑郁症属于中医郁病范畴，在中医学中经历了五气之郁、五脏之郁、气血痰火湿食郁、情志之郁的演变过程。笔者认为，郁病主要与肝气郁结以及脾虚痰瘀有关。朱丹溪的《丹溪心法·六郁》载："气血冲和，万病不生，一有怫郁，诸病生焉，故人身诸病，多生于郁。"而"脾藏意，在志为思"，说明脾与人的精神意识思维活动有密切关系。长期存在郁怒、思虑、悲哀、忧愁等情志不遂的肝郁现象，必然伤脾，久而久之引起脾虚。而肝郁脾虚的患者体质一旦形成，必然引起人体机体内水液代谢出现障碍，从而形成各种痰湿及痰饮，这类痰湿及痰饮之邪，随气血经络周游全身，阻塞经络，影响气血运行，停于脏腑，从而发病；脾为气血生化之源，脾虚则诸气必虚。气为血帅，气盛则血行滑疾，气虚则血流迟缓滞涩。可见脾虚不独生痰，更可生瘀。痰瘀一旦形成，往往缠绵难愈，进一步影响患者情绪，从而加重肝郁脾虚现象，使得这类疾病成为痼疾难愈，治疗起来则更为困难。

因此，笔者认为抑郁症是由肝郁脾虚，痰瘀阻络，扰动心神所致，并提出了"疏肝健脾，痰瘀同治，定志安神"的治疗法则。对于病理产物痰瘀互现的病症，因痰致瘀，必须以治痰为主，治痰可以使痰瘀分消，如果只使用活血化瘀之品，则不能祛除痰浊，于是提出了痰瘀同治的概念。方中香附、白术疏肝健脾；郁金、川厚朴、半夏及煅青礞石理气豁痰；蜈蚣、生大黄及桃仁化瘀通络；制远志、石菖蒲定志安神。

本案患者病情迁延，诱发电位提示双侧大脑半球中央前回皮质存在病损，大脑存在一定的病理性改变，患者亦不堪其苦。但通过笔者疏肝健脾，豁痰通络安神之法，固其肝脾之本，荡涤瘀痰之邪，从而安神定志，其病得愈。

（周肃陵）

产后抑郁症

文某，女，32岁，教师。2010年7月5日初诊。

【主诉】 情绪低落、不与他人交流2年余。

【病史】 其父母代诉，患者2年前怀孕产子，随后出现情绪低落，易生气，经常一个人待在家里，很少与他人交流，工作积极性不高，未引起家人重视，也未行诊治。1年前出现反应迟钝、表情淡漠、记忆力差，拒绝与外人来往，不能继续工作，闭门在家，不喜欢小孩，亦不愿照顾小孩，认为父母对自己不好，视父母为仇人，只相信丈夫一人，希望丈夫天天陪着自己，渐至生活不能自理，不欲饮食、睡眠差、小便黄、大便干。曾在多家三甲医院就诊，诊为产后抑郁症，曾服用"多塞平"等多种抗抑郁药物治疗，症状并无明显改善，加之家人担心西药有副作用，由家人搀扶来笔者处要求用中药治疗。

【个人史】 自幼性格内向，孤僻，脾气急躁，不善言谈，嗜好甜食。

【体检】舌红苔黄腻，脉细滑。

【诊断】产后抑郁症。

【处方】煅青礞石30g，蜈蚣2条，川厚朴12g，半夏10g，肉桂4g，生大黄8g，桃仁10g，制远志12g，合欢皮12g，陈皮12g，茯苓12g，甘草6g。10剂，每日1剂，水煎服。嘱其凉水浸泡30min，煎煮30min，连续煎煮2遍，合二为一，分3次饭后服。

7月15日二诊：患者其母诉，患者服药10天，睡眠、食欲及大便较前有所好转，情绪稳定一些。守上方10剂。

7月25日三诊：自诉服上方20天，诸症好转，患者自己一个人前来就诊。

1个月后，自诉对父母态度好转，开始相信父母，愿意走出家门。共治疗6个月，患者开始上班，精神、饮食及睡眠均明显好转，并愿意自己带小孩，体谅父母的辛苦，并说要努力工作报答父母。随访3年未见复发。

【按语】产后抑郁症指产妇产后6周内出现的一种异常心理行为，由遗传、环境、内分泌紊乱等多种因素引起。临床多表现为抑郁、烦躁、沮丧、易激动、对生活缺乏信心、自我评价低、注意力不集中等，严重者甚至出现自杀、伤婴倾向，需及时给予相应的干预措施。本病严重危害产妇的身心健康，而且可导致婴儿的认知能力、情感、性格、行为障碍以及家庭关系的不和谐。产后抑郁母亲的婴儿发育状况明显劣于正常母亲抚育的婴儿，而且影响婴儿的抗病能力，婴儿患精神疾病的风险是正常婴儿的 4 倍。

历代医家对产后抑郁症有着自己独特的认识。金元之前医家多持"产后皆虚"之观点，故以"补益"为辨治核心。至元代，朱丹溪明确提出"产后当大补气血，即有杂病，从末治之；一切病多是血虚，皆不可发表"。明末以前，医家一直遵从丹溪之论，将"补虚"作为治疗产后抑郁症的主要治则。至明末清初，渐有医家提出本病治疗亦需重视"祛瘀"的观点。李梴主张"产后必须先逐瘀，正产体实无病，不药可也，但难产气衰，瘀血停留，非药不行"。张景岳认为"产后既有表邪，不得不解，既有火邪，不得不清，既有内伤停滞，不得不开通消导，不可偏执"。随着对疾病认识的逐步深入，各医家对产后抑郁症的辨治往往根据疾病的不同情况适当给予补虚、祛瘀以及疏散外邪之治法。

笔者认为产后抑郁与肝气郁结和瘀血阻络有关。清代《医宗金鉴·订正仲景要略论》载："或平素多思不断，情志不遂，偶触怀疑，卒临景遇。"患者平素忧郁，加之产后血虚，或因情志所伤，肝失条达，肝血不足，血不舍魂，魂不守舍而不敛藏，发为产后抑郁。明代《万氏女科》载："产后虚弱，败血停积，闭于心窍，神志不能明了，故多昏困。"说明产后多瘀，败血上逆，心气亏损，而致神不守舍，精神涣散发为产后抑郁。另外笔者认为痰饮之邪也是产后抑郁的主要原因。肝主疏泄，调畅三焦气机，促进脾、肺、肾三脏水液代谢功能，若肝气郁结，肝失疏泄，三焦气机阻滞则水停，从而形成痰饮。同时肝气郁结，郁而化火，或肝阴亏虚，肝火旺盛，迫血外溢，血瘀阻络，或炼液灼津成痰，从而形成痰瘀互阻之势。因此笔者认为治疗产后抑郁症当以疏肝理气、祛瘀化痰为主。方用川厚朴、陈皮及合欢皮疏肝理气，使得气机条达；生大黄、桃仁活血化瘀，使得血脉通达；煅青礞石、半夏及茯苓化痰散结，使得脉络顺畅。患者一旦气血流畅，痰瘀分消，再配以制远志安神定志，其症状也就豁然而解。

（郭建芳）

🏵 精神分裂症

何某，女，41 岁，职员。2013 年 5 月 25 日初诊。

【主诉】怀疑被监控、怀疑被传染半年余。

【病史】患者有神经衰弱病史 10 年余，曾断断续续服用中药治疗，症状时好时坏。近半年由于心情不悦，疑心加重，甚至怀疑一切。一天走在路上，看到一条小狗躺在路边一动不动，回家后又突然想起，那条小狗是不是死了，会不会有传染病，于是，就开始洗澡，并将衣服消毒。4 月 1 日，吃鱼时怀疑鱼刺卡在喉咙里，而后反复到几家医院检查，均未发现鱼刺，随后即出现胆小害怕，胡思乱想，头昏沉，悲伤欲哭，看谁都不顺眼，总是怀疑别人在说自己坏话，怀疑有人监视自己，自己躲在哪里，说了什么，做了什么他们都会知道。因害怕被病菌传染，反复洗手，一日洗手数十遍，直至皮肤干燥脱皮，伴口干口苦、口气重、大便干结。月经不定期、量可、经期长、色暗红。该患者在国企工作，工作很清闲，却想外出做苦力，怨恨父母没有培养好自己。因怀疑西药有毒副作用，遂来笔者处就诊。

【个人史】平素性格内向固执，脾气暴躁易怒，心情郁闷，工作轻松，认为不能实现自我价值，与老公两地分居，缺乏沟通，无不良嗜好。

【体检】舌红苔白腻，脉弦细，余各项检查均未见异常。

【诊断】精神分裂症。

【处方】煅青礞石 30g，全蝎 10g，川厚朴 12g，半夏 10g，肉桂 4g，生大黄 8g，桃仁 10g，石菖蒲 12g，制远志 12g，陈皮 12g，茯苓 12g，神曲 10g，甘草 6g。14 剂，每日 1 剂，水煎服。嘱其凉水浸泡 30min，煎煮 30min，连续煎煮 2 遍，合二为一，分 3 次饭后服。并嘱其少操心，多锻炼。

6月8日二诊：患者诉服上方13天，心情平静一些，大便好转。守上方14服。

6月21日三诊：患者自诉服用上方治疗28天，头脑清醒、心情平静、睡眠改善、饮食增加、疑心感消失。守上方14剂。

7月17日四诊：自诉这次因小孩成绩下滑，又与老公发生争执，但能够控制自己的情绪，能很快放下，不再胡思乱想，不再怀疑纠结。精神饮食及睡眠如常人。

共服上方治疗3个月，自觉身体恢复如从前，并能安心工作，2年后随访未见复发。

【按语】在日常生活中，常见这样一种人，他们整天疑神疑鬼，如怀疑自己的男友或女友是不是不爱自己了，怀疑有人害自己，怀疑自己的门没有关好，或者怀疑食物不干净等，从而影响了他们的生活与工作。有此类症状的朋友，其实是患有疑心病。疑心病从本质上来说，主要是因为安全感不够。这是一种不健康的心理，不但会影响自己的生活与工作，还有可能会影响家人与朋友的生活与工作。治疗疑心病从心理学角度讲，是学会运用积极的自我暗示。疑心和暗示有关，所谓暗示，就是在不加分析、不加批判、毫无反抗的情况下，用含蓄的、间接的方法对人的心理和行为施加影响。受暗示就是一个人把上述影响作为信念，在心理上尽力趋向于这一方面。暗示可以来自他人，也可以来自自己，来自自己的叫自我暗示。在日常生活中，我们需要加强积极的自我暗示，即人们常说的"自我感觉良好"就不会出现"无病疑病"的不正常心理状态了。

除了心理暗示以外，药物治疗也是治疗疑心病的主要方法，特别是中药，副作用小，根据不同患者症状辨证论治，具有较好的疗效。笔者认为疑心病在中医里属于郁证的范畴，往往伴有情志不舒，气机郁滞的表现。《诸病源候论·气病诸候》载："结气病者，忧思所生也。心有所存，神有所止，气留而不行，故结于内。"说明了情志所伤必然导致气机郁结。而长期的肝郁会引起脾虚，从而产生水湿、痰饮的病理产物，而痰饮之物长期在体内积聚，就会引发各种怪病。肝的疏泄功能正常，气机调畅，气血调和，津液运行通利，痰瘀无所生；若肝失疏泄，肝气郁滞，气滞及血，形成血瘀。因此笔者认为疑心病可以归结于中医郁证，主要在于肝气郁结，痰瘀互阻，扰动神明所致。治疗上应该疏肝理气，化痰逐瘀，安神定志。方中川厚朴、陈皮疏肝解郁、调理气机；生大黄、桃仁活血化瘀，煅青礞石、茯苓、半夏化痰散结，共奏痰瘀分消，去除病邪；最后石菖蒲、制远志安神定志，神明乃定。通过理气、化痰、逐瘀及安神之法，患者症状得到明显控制，病情也大为好转。

（左明晏　李　静）

强迫症、强迫性恐惧

病案 1：李某，男，39 岁，老板。2003 年 6 月 19 日初诊。

【主诉】神志恍惚、胆小害怕、不敢出门半年余。

【病史】患者本人及其妻子诉，半年前，上高三的女儿因病去世，悲伤忧思过度而发病。始见失眠多梦，一梦接一梦，胆小害怕，以至于不敢从女儿去世的医院门口经过，不敢外出，时又不敢进自己家门，时而神志恍惚，脑子里一片空白，甚至不知道自己是谁，总是在口袋装着一张写有自己姓名和门牌号的字条，以防自己走失。总是突发奇想，一日，半夜突然自觉自己腹中有一段肠子正在变细变薄，随时都有断裂的危险，日夜平躺于床上不敢动弹，当想到第二天要到医院就诊时，即找来一条长 40cm、宽 2cm 的胶布从胸贴至小腹，指望肠子不会因为汽车振动而断裂。病发后经多方治疗均未奏效，曾在某三甲医院住院治疗月余。诊为强迫症，给予"碳酸锂""多塞平"等药物治疗。但见病情日重，伴心烦易怒，咽中如有物阻塞、吞咽困难，全身肌肉呈游走性痉挛跳动，纳差呃逆，周身疲乏无力，大便干结。昼夜要人陪伴，一家老小急得团团转。后经人介绍在未办出院手续的情况下来笔者处就诊，见其衣衫不整、蓬头垢面、痛苦异常、萎靡不振、神志恍惚、反应迟钝。住院期间经磁共振、多普勒扫描、脑功能测定、B 超等检查，仅提示轻度脑动脉供血不足，余均未见异常。

【体检】舌红苔薄腻，脉弦滑。

【诊断】强迫症。

【处方】煅青礞石 30g，蜈蚣 2 条，川厚朴 12g，半夏 10g，肉桂 4g，生大黄 8g，桃仁 10g，石菖蒲 12g，制远志 12g，艾叶 10g，焦山楂 12g，甘草 6g。7 剂，每日 1 剂，水煎服。嘱其凉水浸泡 30min，煎煮 30min，连续煎煮 2 遍，合二为一，分 3 次饭后服。

6 月 26 日二诊：自诉服用上方 7 天，自觉诸症大减，整个病情开始好转。守上方 7 剂。

7月2日三诊：自诉胆小害怕，失眠、多噩梦、呃逆明显好转。服上方30天，见全身肌肉跳动等临床症状基本消失，心情平静下来，精神、饮食及睡眠转佳。

共治疗3个月，一切如常人，半年后能独自一人去上海、广州进货做生意。1年后亲自领着另一位患者前来就诊，见其红光满面，精神焕发，体重增加11kg。随访10年，未见复发。

病案2：高某，男，55岁，老板。2012年6月26日初诊。

【**主诉**】胆小害怕、怕光、怕声响，哪怕是听到一点点响动，心里就发抖，经常从梦中惊醒年余。

【**病史**】2011年5月20日，因车祸全身上下6处大面积创伤，送就近医院住院治疗月余，全身伤口共缝86针。随后即见精神崩溃，胆小害怕，情绪紧张，怕光，怕声响，即使听到一点点响动，都会受到惊吓，经常从梦中惊醒，焦虑不安，伴周身疼痛，胃脘胀满不适，四肢酸软无力，对什么都不感兴趣，不想刷牙，不想洗脸，不想吃饭，懒得动，口干口苦，小便呈红色，大便呈糊状，自觉活着没意思，生不如死。曾在多家医院住院治疗，各项检查均未见异常。诊为：强迫性恐惧。服用氟哌噻吨美利曲辛片、劳拉西泮片治疗数年，病情时轻时重，反复感冒。由其家人陪伴来笔者处就诊，见其面色萎黄、注意力不集中、精神紧张。

【个人史】平素性格一般，工作压力大，脾气急躁易怒，嗜好烟酒、辛辣及肥甘厚腻之品。

【体检】舌红苔黄腻，脉弦滑。

【诊断】强迫性恐惧。

【处方】青礞石 30g，蜈蚣 2 条，姜厚朴 12g，石菖蒲 12g，制远志 12g，清半夏 10g，生大黄 8g，桃仁 10g，神曲 10g，生甘草 6g，肉桂 6g，炒酸枣仁 15g，陈皮 15g，当归 15g，生牡蛎 30g。10 剂，每日 1 剂，水煎服。嘱其凉水浸泡 30min，煎煮 30min，连续煎煮 2 遍，合二为一，分 3 次饭后服。

7 月 6 日二诊：自诉服上方 10 天诸症好转，情绪稳定一些，精神、饮食好转。守上方 10 剂。

7 月 16 日三诊：自诉服上方心情平静一些，胆小害怕好转。守上方 10 剂。

7 月 26 日三诊：见全身症状均明显好转，体力增加，但见时有胃脘嘈杂不适。

服上方 4 个月，复查肝肾功能未见异常，精神饮食及睡眠如常人，又正式上班。共服上方治疗 6 个月见病情稳定，自觉无不适，自诉这是患病以来第一次感到一身轻松、心情好。1年后随访未见复发。

【按语】 七情的变化，是人体对外界刺激或内源性刺激的正常反应，但如果刺激过于强烈，就会引起脏腑的气血紊乱。以上2例病患，皆遇突然事件，一是女儿突然离世，悲伤忧思过度而伤脾，土反侮木，土壅木郁发病；二是车祸伤导致大面积创伤，惊恐伤肾，"母病及子"而肝病。肝失疏泄，肝病最先传脾，脾失健运，气机失常，出现肝脾不和的表现。《景岳全书·杂证谟》载："盖痰涎之化，本由水谷，使果脾强胃健如少壮者流，则随食随化，皆成血气，焉得留而为痰……此其故，正以元气不能运化，愈虚则痰盛也。"可见，脾胃功能失常，一则不能运化水湿，聚而生痰；二则影响气血的正常运行。肝失疏泄，则气机不畅，升降失常，若肝气久郁化火，火盛伤阴，更易凝聚成痰；肝失疏泄，失其条达，肝失所藏，则血脉不畅，或血离经而妄行，则瘀血形成，血瘀于经隧，经脉血行不畅，津液也随之受阻，从而导致痰瘀互结之变。故清代唐容川云："肝属木，木气冲和条达，不致遏郁，则血脉得畅。"明清时期，对痰瘀互结证的辨治特点就已经以肝为多见。中医学认为，生活压力过大，情绪无法正常宣泄，焦虑思忧等，容易导致肝气郁滞，而肝之疏泄是痰饮发生发展的重要一环，肝气不舒是痰瘀互结证形成的重要机制，由此产生的痰饮，我们称之为"郁痰"。"郁痰"中的痰，是由情志不遂、肝郁脾虚而引起，所谓"气不行则郁难开，痰不化则结难散"，而且痰凝可以加重气滞，气滞又可以促进痰结，故在治疗时，除注重疏肝健脾之外，还当兼顾行气化痰。以上二位病患皆可见黄腻之苔、色红之舌，脉也为弦滑，均为痰热之象，亦为肝脉之象。由于患者受到较大的情绪刺激，气机逆乱，导致痰浊胶结，则非猛药攻逐不能建功，常用方为礞石滚痰丸。

主方中皆有礞石、蜈蚣、厚朴、菖蒲、远志、半夏、生大黄、肉桂、桃仁，以涤痰开窍为功，辅以菖蒲、远志、半夏，以理气；加大黄以降为顺；少佐肉桂、桃仁温化痰浊，并以活血通络。前方仅在此基础上加艾叶、焦山楂及甘草，以辅健脾，并加强温化之功；后方加牡蛎、神曲、酸枣仁、陈皮、当归等，以加强健脾之法，以共奏涤痰开窍之大法。

（黄　金）

妄想型精神分裂症

彭某，男，21 岁，工人。2011 年 5 月 21 日初诊。

【主诉】精神亢奋、幻听幻觉、喜怒无常 2 月余。

【病史】患者及其父母诉，2011 年 3 月某重点大学毕业后回厂待业，因暂时安排于车间工作，自认为屈才而心中不悦，渐至心情郁闷、情绪低落，始见胸闷不语、失眠多噩梦、精神亢奋、力大无比、不知饥饱、不知疲倦、喜怒无常、时而憨笑。又因在财务科工作时把账本当破烂卖掉，受到领导的严厉批评，导致病情加重，出现语无伦次、幻听幻视、意识障碍等症状。路过江边，似听到对岸有一队哀乐队伍正在行进，并有人呼喊他的名字，就径直下水向对岸走去，幸被路人救回；在大街

上，骑自行车时，一会做机枪扫射动作，一会做手枪射击的动作，一会
又做扔手榴弹的动作，口中总是随着动作变化而发出相应的声音，如入
无人之境。又一日，一个人上武当山，因在山上丢了些钱，赌气步行 30
多千米于次日凌晨回到家，回家后即对父母不尊敬，亲疏不分，动手打
人，用剑乱砍，口中连喊"杀、杀、杀"，并认为杀了许多坏人。不承
认自己有病，坚决不去医院，不看病，更不服药。请某医院医生出诊，
给予礞石滚痰丸患者不服，其父母心急如焚。

5 月 21 日，应邀出诊，以其表哥单位同事的身份，以看"手相"
为名，才与其接触并交谈 2h。见其颜面潮红、情绪亢奋、神志恍惚、
意识障碍。然后告知："从舌苔脉象上看，你的胆囊有些问题，需服中
药调理数日。"该患者欣然应允，遂投本方治疗。

【个人史】性格内向，性情急躁，学习成绩优秀，嗜食肥甘。

【体检】舌红苔黄厚腻，脉弦滑。

【诊断】癫狂（妄想型精神分裂症）。

【处方】煅青礞石 30g，蜈蚣 2 条，胆南星 10g，川厚朴 12g，半
夏 10g，肉桂 4g，制远志 12g，艾叶 10g，桃仁 10g，生大黄 8g，陈皮
10g，茯苓 10g，甘草 6g。10 剂，每日 1 剂，水煎服。嘱其凉水浸泡
30min，煎煮 30min，连续煎煮 2 遍，合二为一，分 3 次饭后服。

5月31日二诊：自诉服药4天，诸证大减，服药第8天症状消失，自觉精神、饮食及睡眠正常，头脑特别清醒，承认自己有病，并亲自来医院就诊，希望彻底治愈，对过去的所作所为感到可笑，像是做了一场噩梦。

6月10日三诊：自诉服药18天，一切如常人。

共服上方治疗109天，该患者学习、工作、生活自如，无任何不适，全家人皆大欢喜。

【按语】狂病表现为精神亢奋、狂躁不安、喧扰不宁、骂詈毁物、动而多怒等兴奋性精神失常为证候特征。如《素问·脉要精微论》载："衣被不敛，言语善恶不避亲疏者，此神明之乱也。"其病位在神明之府，与肝胆心脾有密切关系。

该患者性情急躁，起初思虑太过，所求不得，情志不遂，肝气被郁，疏泄不利，脾气不升，胃气不降，三焦失调，健运失常，痰浊遂生；后因情志过激，气郁痰结，肝胆木火上升，痰火内炽，冲心犯脑，阻蔽神明，而致癫狂。如《证治要诀·癫狂》载："癫狂由七情所郁，遂生痰涎，迷塞心窍。"辨为痰火扰神之证，治以清泄肝火、涤痰醒神为法。

方中煅青礞石禀质重沉坠之性，下气消痰，煅后攻逐下行之力尤强，用之为君；生大黄苦寒直降，荡涤积滞，祛热下行为臣；胆南星清热化痰，息风定惊；半夏、陈皮涤痰化浊；茯苓、川厚朴化痰理气；

复用制远志强化解郁化痰、宁心安神之力；痰结血瘀，日久气血凝滞，故用桃仁、艾叶活血祛瘀，调理气血；方中少佐肉桂起引火归元之效；蜈蚣搜风镇痉，归属肝经，在此有引药归经之意。此类诸药共佐清热化痰之功，是为佐药。甘草调和诸药，故为使药。诸药合用，共奏清泄肝火、涤痰醒神之效。

（杨良锋）

癫　痫

余某，男，8 岁，小学生。2008 年 12 月 24 日初诊。

【主诉】意识丧失、手足抽搐反复发作 2 年余。

【病史】其父代诉，患儿母亲在孕 3 个月时出现先兆流产，经保胎后早产，孕 7 个多月时临产，婴儿个小。2 年前（6 岁时）突发目光呆滞、意识丧失、手足抽搐、面部肌肉痉挛、口吐白沫，呼叫有反应，但不能动弹，伴双膝关节疼痛、不欲饮食。经常莫名其妙地伤心哭泣，渐至每 2～3 天一发，每发约数分钟后缓解，缓解后自觉乏力。在当地医院就诊，诊为癫痫，给予"癫痫灵"，每日 8 片，共服药治疗 2 年，仍见频繁发作，感冒后必发，基本不能上学。目前上小学三年级，成绩一般，发育欠佳，体格瘦小如五六岁。

【个人史】平时性格倔强，脾气差，嗜食肥甘，无家族史。

【体检】舌红苔薄白，脉沉细。头颅 CT、脑地形图未见明显异常。

【诊断】癫痫。

【处方】煅青礞石 10g，胆南星 3g，蜈蚣 1 条，煅牡蛎 10g，桂枝 3g，制远志 6g，桃仁 5g，艾叶 4g，红花 5g，茵陈 5g，生大黄 4g，神曲 9g，甘草 3g。7 剂，每日 1 剂，水煎服。嘱其凉水浸泡 30min，煎煮 30min，连续煎煮 2 遍，合二为一，分 3 次饭后服，停服"癫痫灵"。

1 月 2 日二诊：其父诉，服药 7 天，在未服"癫痫灵"的情况下，见精神、饮食及睡眠均好转，未见发作。守上方 7 剂。

1 月 9 日三诊：诉服药 14 天，体力增加，面色好转。守上方 10 剂。

1 月 19 日四诊：诉服药 24 天，见其头脑清醒，未发作，再也未哭过，精神状况转佳，能正常上学。

服药 110 天，病情稳定，感冒时癫痫未发作，学习成绩上升，由村小学转至中心小学。共服药 200 天，期间未发病，痊愈停药，3 年后随访亦未见发病。

【按语】癫痫病位在脑，痰邪是癫痫发病之根源，其在急性发作时多表现为风痰、痰火内闭，肝风痰热并气上逆，壅塞清窍，走窜经脉。在休止期、缓解期则以风痰内伏、正气亏虚为主。在中药辨证论治时尤应注重息风涤痰，同时需要注意养血活血的灵活运用。该患儿为早产儿，先天不足，脏腑功能失调，加之后天饮食不节，嗜食肥甘，脾胃受损，内生痰浊，痰浊阻滞，气机逆乱，蒙塞心窍，而发病。

本方中以煅青礞石为君药，其味甘、咸，性平，归肺、心、肝经，具有坠痰下气，能消一切积聚痰结，同时有平肝镇惊之功，正是基于此机制，故其能在该患儿的治疗过程中发挥主要作用。远志，胆南星、大黄健脾清热化痰，除痰实，通腑，豁痰宣窍，助青礞石以化痰定痫。作为虫类药的蜈蚣，其性善走窜，搜络剔邪、息风止痉镇痫之功效明显，加之牡蛎具有镇潜虚浮、重镇安神、平肝潜阳之功，可进一步加强止痫的效果。

另根据"治风先治血，血行风自灭"的理论。本方强调在息风涤痰的基础上用桃仁与红花活血通络，另加桂枝温通经脉，通阳化气以助活血化瘀，从而更好地控制癫痫发作。本方在标本兼治的基础上，考虑小儿自身身体情况，药物对肝脾的影响，在方剂中给予兼顾。肝为刚脏，为防重镇之品镇肝不成反引肝气上逆，酌加茵陈以疏肝；艾叶温中开郁，防大队寒凉药物而致凉遏留瘀；加神曲以防礞石重镇之品伤及脾胃，以消食和胃。本方坚持治痫必先治痰，息风涤痰的法则，同时强调在辨证基础上活血通络，故取得较好的临床效果。

（熊　涛）

外伤性癫痫

周某，男，27 岁，农民。1996 年 8 月 23 日初诊。

【主诉】四肢抽搐、不省人事、牙关紧闭反复发作年余。

【病史】患者于 2005 年 8 月因家庭琐事与妻子发生争执，其妻用红砖将其头部砸成粉碎性骨折，在当地医院抢救治疗，手术摘除一块约 10cm×10cm 大小的颅骨，并清除颅内瘀血块。此后即见反复发作四肢抽搐、不省人事、牙关紧闭、口吐白沫，甚时一日发作 2～3 次，伴头晕耳鸣、心慌气短、失眠多噩梦、恶心欲呕、呃逆不止、周身乏力。因担心发作，每天躺在床上不敢动弹。曾在当地医院诊为癫痫，给予苯妥英钠片，每次 1 片，每日 3 次口服治疗年余，未见好转，后经人介绍来笔者处就诊。患者面色萎黄，倦怠无力。

【个人史】平时脾气较好，嗜食辛辣及甜食，无家族病史。

【体检】舌淡红苔薄白，脉弦细滑。血压 120/80mmHg。MRI 提示，右侧颞顶叶（外伤性）脑软化灶。脑地形图未见明显异常。

【诊断】外伤性癫痫。

【处方】煅青礞石 30g，胆南星 10g，蜈蚣 2 条，煅牡蛎 30g，桂枝 6g，桃仁 10g，红花 10g，制远志 12g，茵陈 12g，生大黄 8g，茯苓

12g，甘草 6g。7 剂，每日 1 剂，水煎服。嘱其凉水浸泡 30min，煎煮 30min，连续煎煮 2 遍，合二为一，分 3 次饭后服。并嘱其禁烟酒，忌食生冷及甜食。

8 月 30 日二诊：自诉服上药 7 天，病情明显好转，7 天未发病。守上方 7 剂。

9 月 6 日三诊：自诉服上药 14 天，自觉临床诸症消失，可下床自行活动。守上方 10 剂。

9 月 16 日四诊：自诉要求外出散步，能步行，能坐起来打牌，精神、饮食及睡眠均如常人，并能参加一些家务劳动，全家人皆大欢喜。

共治疗 6 个月，期间未发病，并能够在家做家务带孩子，临床查体无任何不适。1997 年 8 月在病情稳定的情况下，笔者亲自请本院外科主任为其做了颅骨修补术。10 年后随访未见复发。

【按语】癫痫，是一种脑部的神经性疾病，是患者的神经元出现异常，或者是神经元过度同步化出现的异常放电现象，持续性的存在会导致患者出现一些神经生物学、心理学和认知方面的改变。现代医学认为：外伤性癫痫患者脑皮质损伤后癫痫的发生取决于神经元异常放电所诱发病变的过程。脑外伤后细胞内外生化环境的改变、含铁血黄素在神经纤维网内的沉积、脑外伤后遗留的瘢痕、兴奋性氨基酸水平的升高和轴突末梢的移位均可导致神经元异常放电，诱发癫痫发生。

西医应用抗癫痫药（如苯巴比妥、苯妥英钠和卡马西平）能降低早期发作风险，但对于 1 周以上的晚期癫痫发作效果不佳。

本案患者发病前无癫痫病史，脑外伤后出现四肢抽搐、不省人事、牙关紧闭、口吐白沫等典型的癫痫临床表现，结合 MRI 结果（可排除脑血管病变、感染、颅内占位性病变、脑发育异常），符合外伤性癫痫的诊断标准，故可明确诊断为外伤性癫痫。本案患者在当地医院使用抗癫痫药苯巴比妥，效果不佳，遂来胡师门诊就诊。

癫痫在中医学中属于痫症范畴，中医学对癫痫有着深刻认识。朱丹溪在《丹溪心法·痫》中载"痫证有五，无非痰涎壅塞，迷闷孔窍""百病中多有兼痰者，世所不知也"，且"痰之为物，随气升降，无处不到"。虞抟在《医学正传·癫狂痫证》中载："痫病独主乎痰，因火动所致也。"癫痫的发作与痰火上逆密切相关，火盛痰扰则发作，火息痰静则痫止。《医学纲目·癫痫》载："癫痫者，痰邪逆上也。"深伏于体内之痰受外界诱因之鼓动，既可上扰神明，又可内滞脏腑气机，使阴阳之气不相顺接而突然发病。由此可见，癫痫发病原因多责之于痰，然而痰饮与水湿同性，本因质重坠而难以上扰清窍，但出现风挟痰上，风痰乘虚而入，上扰清窍，或痰火上逆，痰火扰心时，则发为痫证。

有部分医家则认为外伤性癫痫的病因病机为外来暴力作用于头部，损伤脑内脉络，致瘀血内停，郁久成疾，蒙蔽清窍，气机逆乱，以致清明之腑功能短暂失常，脏腑失调而发病；也有部分医家认为其病机为外伤之后神志逆乱，昏不知人，气血瘀阻则络脉不和，肢体抽搐，遂发癫痫。

　　笔者认为此患者的癫痫发于外伤之后，病机责之于痰火扰心与瘀血内停，痰瘀互结，发为痫证，给予礞石滚痰汤加减化裁。煅青礞石攻逐顽痰为君；辅以胆南星祛痰，蜈蚣搜风，煅牡蛎、制远志重镇安神；生大黄涤下导热；桃仁、红花活血化瘀。诸药合用共奏祛痰化瘀之效。有医家认为"痫由痰致，痰自脾生，脾虚痰伏"，治法上《医宗必读》载"治痰不理脾，非其治也……故治痰当先补脾，脾复健运之常，而痰自化矣"。故方中加茵陈、茯苓祛湿健脾；桂枝甘温而能运脾化湿，以行水湿痰饮之邪。诸药合用利湿健脾，杜绝生痰动痰之源。守上方20多剂后，痰火渐清，瘀血祛除，病情未再反复。

（周立亚）

失　眠

黎某，男，48岁，会计。2011年11月20日初诊。

【主诉】失眠10年余，近半年加重，甚时彻夜不眠。

【病史】患者10年前就有失眠病史，断断续续服用百乐眠或艾司唑仑片，病情时轻时重。近期因1年前借给朋友10万元做生意，说好1年后归还，但朋友生意不景气，患者不好意思开口要钱，即见心事沉重、睡眠渐差、多梦、易醒、头昏沉、耳鸣，偶尔睡一会儿又做梦。

半年后，朋友生意失败，追债无望。渐至心情急躁，彻夜不眠，口服右佐匹克隆片 1 片，艾司唑仑片 2 片也只能睡一会儿，伴周身乏力，大便干结，2～3 日 1 次，小便黄。

【个人史】性格温和，与人为善，嗜好烟酒。

【体检】舌红苔黄腻，脉细弦。脑 CT 提示，多发性腔隙性梗死。余各项检查均未见异常。

【诊断】失眠。

【处方】煅磁石 30g，全蝎 10g，川厚朴 12g，半夏 10g，肉桂 4g，酸枣仁 15g，制远志 12g，生牡蛎 30g，红花 10g，生大黄 8g，茵陈 10g，茯苓 12g，生甘草 6g。10 剂，每日 1 剂，水煎 2 遍，合二为一，分 3 次服，早、中饭后服，晚上睡前服。并嘱其忌烟酒。

11 月 30 日二诊：自诉服上方 10 剂，自觉心情平静一些，不像以前那样急躁，能迷迷糊糊地睡 1～2h，大便每日 1 次。守上方 10 剂。

12 月 10 日三诊：自诉服上方 20 天，诸症好转，能睡 4～5h。守上方 10 剂。该患者共服上方 3 个月，自觉无明显不适，气色明显好转，体力增加，并能安心工作。

【按语】笔者认为，治疗失眠病症主张"调其所逆，除其所害"，意思是治疗失眠，首先要找出引起失眠的原因，如果失眠是由脏腑功能紊乱引起的，应先把其紊乱的脏腑功能调整好，失眠现象自然就会消失；如果失眠是由外邪侵入机体诱发的，则应先分辨外邪的性质并将其清除，这样睡眠才会趋于安稳。在补虚泻实，调整脏腑阴阳的基础上辅以安神定志是本病的基本治疗方法。

本案患者为48岁男性，有失眠病史，又因情志不遂，肝郁化火，痰火内扰加重其失眠。该患者发病时间久，实证日久，气血耗伤，亦转为虚证，虚实夹杂，治宜攻补兼施。以安神定志法为基础，选用镇惊安神为法，佐以活血、化痰、祛湿，并配合精神治疗，故失眠愈。

顽固性失眠者，汲取古人医案记载经验，在常规辨证论治的基础上，合以活血化瘀法治疗，效果显著。中医辨治失眠症，首先分虚、实两大类，实证有肝郁化火，痰热内扰；虚证分阴虚火旺、心脾两虚，心胆气虚，证型不外虚实两类。心主神志，神志功能异常可出现精神意识思维的异常，继而出现失眠、多梦、神志不宁。心主神志的功能与心主血脉的功能密切相关，血液是神志活动的物质基础，血的实证与虚证自然影响了心主神志的功能。该患者由于情志不畅，肝的疏泄失调，致肝气郁结，气机瘀滞，气滞则血瘀。肝郁化火，痰火扰动心神，均导致失眠。因此，以清热化痰为主，结合活血化瘀治疗失眠疗效显著。王清任运用活血化瘀法治疗失眠时指出"夜不能睡，用安神养血药治之不效者，此方若神"。

方中红花、全蝎活血祛瘀；法半夏、生大黄、茵陈、茯苓健脾化湿清热；磁石、生牡蛎重镇安神；远志、酸枣仁养心安神；厚朴行气，气行则血行；肉桂引火归元，使心火去而阴血荣，南方实北方虚，泻中央补东方之义亦见。诸药合用，清热利湿，活血养心安神。现代药理研究表明：酸枣仁、远志有镇静作用；全蝎、红花能有效扩张冠状动脉，增加冠状动脉血流量，改善脑供血。全方配伍有扩张血管、增加脑血流量、改善局部循环和营养状况、增加脑部能量代谢、提高神经元细胞活力，从而改善睡眠的效果。

（杨晓艳）

头 痛

姜某，男，46岁，干部。2001年3月18日初诊。

【主诉】头痛17年，反复发作，且越来越重。

【病史】患者平时工作压力大，每因工作繁忙、操心、着急、饮酒均会引起头痛发作，甚时疼痛剧烈，呈爆炸样疼痛，恶心欲呕，近3年加重，每周发作2～3次，总是担心不知道什么时候又会发作，伴失眠、头昏脑涨、周身乏力，严重影响工作和生活。普通镇痛药已不再有效，每次发作都必服用进口麦角胺咖啡因片止痛，因此，总是随身携带，随时准备吃药。也曾多次到大医院找专家试图服用中药治疗均未奏效。

【个人史】嗜好烟酒，工作压力大。

【体检】舌红苔薄黄，脉细弦。血压 130/80mmHg。CT、MRI、脑电图等各项检查均未见明显异常。

【诊断】血管神经性头痛。

【处方】蜈蚣 2 条，全蝎 10g，桃仁 12g，红花 10g，桂枝 6g，白芍 20g，延胡索 15g，川厚朴 12g，枳实 12g，制远志 12g，石菖蒲 12g，大黄 8g，焦山楂 15g，生甘草 6g。7 剂，每日 1 剂，水煎服。嘱其凉水浸泡 30min，煎煮 30min，连续煎煮 2 遍，合二为一，分 3 次饭后服。并嘱其忌烟酒。

3 月 25 日二诊：自诉服药当天即见头痛减轻，服药 3 天后即未见头痛发作。守上方 7 剂。

3 月 31 日三诊：自诉服药 14 天诸症消失，从此头痛再未大发作过。守上方 14 剂。

4 月 14 日四诊：自诉服药 28 天，自觉精神饮食及睡眠均佳，身体也很轻松。

共服药治疗半年自觉无不适。随访 10 年未见复发。

【按语】中医学认为，头为诸阳之会，清阳之府，又为髓海所在，脏腑经络发生病变或气血运行不畅均可引起头痛。该患者发病缓慢，病程久，久病入络则气滞血瘀，疼痛剧烈，痛有定处，常受情志因素所诱发，考虑为瘀血头痛。活血化瘀、通络止痛是治疗血管性头痛较理想的治疗方法。血府逐瘀汤为清代王清任在《医林改错》中主治瘀血诸证之基本方，全方具有活血化瘀而不伤血、疏肝解郁而不耗气的特点。笔者采用血府逐瘀汤加减治疗头痛，取得了良好的效果。方中桃仁、红花活血化瘀；全蝎、蜈蚣等虫类药收逐风邪、活络止痛；石菖蒲醒神开窍；大黄清肝泻火；延胡索行气止痛；远志养心安神；桂枝温通经脉，又可防活血泻热伤阴。方中又根据中医学理论中"气为血帅，气行则血行"的理论，配以白芍、枳实、川厚朴等疏肝解郁、开胸理气的药物，使气行则血行，达到不仅能行血分瘀滞，又能解气分郁结，活血而不耗血，祛瘀又能生新的功效。

本病近年来发病率呈上升趋势，尤其偏头痛，一般人群发病率达5%，流行病学调查表明，我国患病率为985.2/10万。相当数量的患者尤其久治不愈者，往往求治于中医。《临证指南医案·头痛》载："如阳虚浊邪阻塞，气血瘀痹而为头痛者，用虫蚁搜逐血络，宣通阳气为主。"对久病及顽固性头痛，笔者多用活血化瘀法治疗。本症具备了血瘀的特征，如疼痛剧烈、部位固定、病程长、脉弦等。此案与王清任的"查患头痛者，无表证，无里证，无气血痰饮等症，忽好忽坏，百方无效，用此（指血府逐瘀汤，笔者注）即愈"甚合，实能辨证准确，则用药可奏效。从方剂的组成分析，综观全方，它不是活血药的简单堆积，而是方中既有血分药也有气分药，通过这些药物的巧妙搭配而组成本方。笔者认为，气与血为人体最基本的组成物质，两者缺一不可，气为血之帅，血为气之母，一方受损另一方岂能独安，正是意识到了这一点，于方中活血药中辅以理气之品，使气行血活，瘀除而不再复结，起到标本兼治的作用，这也正是此方的高明所在。本方所治头痛为瘀血所致，头为清阳之会，元神之府，一有瘀血阻络，则脉络不畅，窍闭不通，不通则痛，脑海失精微所养则元神失灵。头痛类型虽多，然离不开"瘀血"二字，血脉瘀阻则新血不生，脏腑器官失其濡养，故出现各种临床症状，形成原因不同治法各异，然而只要辨证确为瘀血者，即可放心大胆用之，再依据临床兼症加减治之，则多种头痛可愈。

（左明晏　李宝华）

甲状腺功能亢进症

何某，女，38岁，干部。2008年2月6日初诊。

【主诉】心慌气短，心情烦躁年余。

【病史】患者于2007年2月突然发现颈部肿大，轻度不适感，伴心慌气短、周身疲乏无力。在其他医院诊为甲状腺功能亢进症，给予口服甲巯咪唑片、泼尼松片等药治疗半年。见症状加重，心慌气短，烦躁易怒，双手震颤，伴失眠多梦，低热汗出，食欲亢进，消瘦，四肢无力，大便干结，月经提前、量少、色紫暗、夹带血块。又以甲状腺功能亢进症收入外科病房，准备手术，因患者不愿手术又转入内科保守治疗。后经他人介绍来笔者处就诊。

【个人史】平素性情温顺、脾气较好，工作比较忙，无特殊嗜好。

【体检】舌红苔薄白，脉弦数。心率 118/min，心音增强。基础代谢率 +30%，TSH 低于正常值，FT_3、FT_4 均高于正常。彩超提示，甲状腺肿大伴甲亢。甲状腺摄碘（^{131}I）率测定：24 小时 67%。

【诊断】甲状腺功能亢进症。

【处方】海藻 15g，昆布 15g，制鳖甲 15g，浙贝母 10g，生牡蛎 30g，夏枯草 15g，黄柏 12g，桃仁 10g，白芍 12g，陈皮 15g，焦山楂 15g，生甘草 6g。7 剂，每日 1 剂，水煎服。嘱其凉水浸泡 30min，煎煮 30min，连续煎煮 2 遍，合二为一，分 3 次饭后服。

2 月 13 日二诊：自诉服药 7 天，自觉诸症好转，体力增加。守上方 10 剂。

2 月 23 日三诊：自诉服上方 17 天，精神、饮食及睡眠均好转，心情亦好转，大便正常。

服上方 30 天病情稳定，临床症状消失。共服药治疗 60 天，查血 TSH、T_3、T_4 正常范围，彩超提示，甲状腺未见异常回声，体重增加

2.5kg，一切正常。随访 10 年无复发。

【按语】甲状腺功能亢进症（简称甲亢）是指甲状腺腺体本身产生甲状腺激素过多而引起的甲状腺毒症，其中，弥漫性毒性甲状腺肿（Graves 病）是临床甲亢中最为常见的病因，占甲亢的 80%～85% 以上。现代医学认为本病属于器官特异性自身免疫病，临床上以高代谢综合征、精神神经系统及心血管系统的表现为主，如心悸、多汗、烦躁、易怒、多食、体重减轻等，给患者生活带来巨大困扰。西医包括抗甲状腺素药物、甲亢放射性碘治疗及手术等治疗手段，但常有皮疹、粒细胞减少、中毒性肝病及甲状腺功能减退等不良反应和并发症，胡师结合中药治疗甲亢，缩短病程，减少药物毒副作用，疗效甚好。

笔者认为，Graves 病可归于瘿病范畴，其病因病机甚为复杂，疾病初期多由于情志失调、体质因素等引起气郁、痰凝及瘀血交聚于颈前而患者。《诸病源候论》载"瘿者，由忧恚气结所生"。隋代《三因极一病证方论·瘿瘤证治》载"此乃因喜忧思有所郁而成也""随忧愁消长"。忿郁恼怒或忧愁思虑日久，使肝失条达，气机郁滞，则津液不得正常输布，易于凝聚成痰，气滞痰凝，壅结颈前，则形成瘿病。气滞痰结日久，深入血分，血液运行不畅，形成痰结血瘀之候，临床可见月经量少，色紫暗，夹血块。肝郁化火，则烦躁易怒、大便干结等。肝郁脾虚，脾胃运化失司，见消瘦，四肢无力。瘿病日久，在损伤肝阴的同时，也会损伤心阴，故见心悸。梅广元提出本病是由痰气郁结、气滞血瘀和热毒蕴酿而成。笔者认为本病的基本病机是痰结血瘀气滞，治以自制软坚散结胶囊理气化痰、消瘿散结。

　　软坚散结胶囊是由海藻玉壶汤加减化裁而得，功效消痰软坚、散结祛瘀，兼以疏肝理气健脾。方中海藻、昆布其性咸寒，相须为君，共奏消痰清热软坚之效。臣以浙贝母、夏枯草，性味苦寒，最降痰气、善开郁结；制鳖甲、生牡蛎增强化软坚之功；佐以桃仁祛瘀通络；白芍疏肝解郁、理气止痛；陈皮健脾化痰；黄柏清虚热。使药一味国老甘草，调和诸药，且与酸药相配，酸甘化阴，缓急止痛。与海藻相反为用，取其相反相成，不仅能更好地发挥海藻消痰利水、消肿止痛的功效，而且可使该方药力大增，收效更速，作用更持久。李时珍云："按东垣李氏，治瘰疬，散肿溃坚汤，海藻、甘草两用之。盖以坚积之病，非平和之药所能取捷，必令反夺以成功也。"诸药合用，共奏消痰软坚，散结祛瘀之功，软坚散结胶囊结合西药治疗 Graves 病，临床疗效显著，且可缩短病程，副作用小，值得推广。

（何静娴）

原发性甲状腺功能减退症

潘某，女，6 岁，幼儿。2014 年 5 月 23 日初诊。

【主诉】甲状腺增大月余，身体瘦弱，身材矮小，纳差，无力。

【病史】患者于 2014 年 4 月 14 日，在家洗澡时发现颈部肿大，自觉无不适。遂到当地一家三甲医院内分泌科就诊，见其甲状腺功能异常。诊为甲状腺功能减退症。给予左甲状腺素钠片，每日 25mg，嘱其定期复查。于 2014 年 5 月 23 日来笔者处就诊，见其身体瘦弱，身材矮小，纳差，无力。

【既往史】自幼体质差，好发感冒、发热、扁桃体炎。TSH 明显高于正常值，FT_3 13pmol/L，FT_4 29pmol/L。

【体检】舌淡红苔薄白，脉沉细。甲状腺功能检查结果为 TSH 高于正常值，FT_3 5.11pmol/L，FT_4 8.31pmol/L。彩超提示，甲状腺体积偏大，血流异常丰富，呈火海征，左侧叶可见一 0.8cm×0.8cm 稍强回声区。

【诊断】原发性甲状腺功能减退症。

【处方】红参 8g，鹿茸 3g，盐菟丝子 15g，覆盆子 15g，醋五味子 15g，枸杞子 15g，盐车前子 15g，淫羊藿 15g，丹参 15g，黄柏 12g，陈皮 15g，茯苓 12g，焦山楂 15g，炙甘草 6g。14 剂，水煎 2 遍，合在一起，分 3 次饭后服，每日 1 剂。左甲状腺素钠片，每日 12.5mg。

6 月 7 日二诊：服上方 14 剂自觉无不适。守上方 14 剂。

6 月 21 日三诊：彩超提示：甲状腺功能减退。停左甲状腺素钠片。守上方 14 剂。

经以上治疗 6 个月见病情稳定，精神饮食及睡眠可，身高体重明显增加，体力增加。

复查：彩超甲状腺未见异常。共服药 12 个月临床无不适停药。

2015 年 10 月 19 日复查：血常规、肝肾功能、甲状腺功能正常。彩超提示，甲状腺轮廓显示清晰，形态正常，左叶 1.2cm，右叶 1.2cm，峡部 0.2cm。确认甲状腺未见异常。

经以上治疗，2 年内 10 次复查，各项检查均未见异常，自觉无不适，体重增加，长高 10cm。

【按语】甲状腺功能减退症（简称甲减，HT）是由于各种原因导致的低甲状腺激素血症或甲状腺激素抵抗而引起的全身性低代谢综合征。原发性甲减是由于甲状腺本身的病变引起甲状腺激素缺乏所致，占全部甲减的 95% 以上。中国医学中并无甲减病名，甲减临床主要症候为畏寒肢冷、倦怠乏力、生长发育迟缓、身材矮小、腰膝酸软、记忆力减退、纳呆腹胀、性欲减退等。

笔者认为，甲状腺功能减退症患者多由先天禀赋不足，后天饮食、情志所伤，或外邪侵袭、久病不愈，或手术创伤、药物中毒、放疗等诸多因素，损伤人体肾阳，致使全身气血、脏腑功能不足而引发本病。肾阳不足，温煦失职，故见畏寒肢冷；肾在体合骨，藏于腰内又主生殖，故肾阳虚时，不能温煦滋养，则可见生长发育迟缓、身材矮小。肾阳不足，命门火衰，火不生土，或肾虚水泛，土不制水，反为所侮，则脾阳虚衰，运化无力，则纳少、腹胀、浮肿、四肢不温。有临床研究发现，甲状腺功能减退症患者的确存在着阳虚的病理状态，且大部分阳虚患者的血清甲状腺激素水平低于正常。因此，原发性甲状腺功能减退症的临床表现多以虚为主，当以虚劳立论，脾肾阳虚为其基本病机。机体阳虚，则失于温煦、推动与兴奋，即气的功能减退，呈一派虚寒征象。故阳虚与气虚关系非常密切，阳虚之出现，其根本在于气虚。

陈如泉认为，甲状腺功能减退由脾肾阳虚所致，虚体受邪，内生水湿、痰饮、瘀血等病理产物而阻滞于机体。患者阳气虚损，阳虚无以温煦，寒凝血瘀阻滞气机；气虚，运行无力，则使气行不畅。气机的阻滞一方面加重了瘀血的生成（气不行血）；另一方面，气不行津，水运受碍。且阳虚体质，机体代谢功能减退，津液代谢发生障碍，聚于体内而成痰饮。《素问·至真要大论》载"诸病水液，澄彻清冷，皆属于寒"。笔者认为，此病病机以脾肾阳虚为主，气虚为其根本；病性以虚为主，兼有气滞、痰凝、血瘀，虚实夹杂，治疗当益气温阳，兼以散寒化湿，养血填精，方用参茸五子丸治疗。

参茸五子丸由五子衍宗丸加减化裁而得，功用为益气温阳、散寒化湿、养血填精。方中红参，味甘性温，甘能补气，温能复阳，契合"甘温复阳"之意；鹿茸，甘温咸，壮肾阳、益精血，共为君药。盐菟丝子补肾阳、益肾精，专攻肾虚腰痛、阳痿遗精等；枸杞子滋肾阴、益精血；覆盆子、醋五味子益肾固精，益气生津，涩精止遗；盐车前子导引利水，使肾气疏利，且滋肾阴，使诸药补而不滞，温而不燥，均为臣药。佐药6味，淫羊藿味辛甘性温，补肾壮阳，且能补肾阳以助脾阳，如《张聿青医案·咽喉》载："脾胃之腐化，尤赖肾中一点真阳蒸变”；丹参既能活血，又能养血，使瘀血去而新血生，祛瘀而不伤正；焦山楂行气散瘀，增强丹参活血化瘀之效；陈皮辛行温通，味苦燥湿，功用理气健脾，燥湿化痰；茯苓味甘淡，淡能渗湿，甘能补中，使痰饮之邪从下而走，且健脾补中。陈皮、茯苓二药同用，不仅辅佐君药、臣药治疗气滞、水停兼证，同时二者能疏能利，取其反佐之意，使补中有利，补而不滞；黄柏味苦性寒，入肾、膀胱经，清相火，退虚热。以上6味能补能泄，能养能散，温中有寒，既增强君药、臣药的疗效，也兼顾兼证的治疗，同时取其反佐制约其他药性过烈的药物。使药炙甘草调和药性，且健脾和胃，使患者久服本方而不伤及脾胃。诸药合用，温而不燥，补而不腻。重在益气温阳、养血固精，辅以化痰湿、健脾胃，使肾阳得温、精血充盈。

（左明晏 何静娴）

继发性甲状腺功能减退症

孙某，女，41岁，职员。2013年2月1日初诊。

【主诉】眼睑、双下肢浮肿不退，周身乏力5月余。

【病史】患者于2012年9月因甲状腺功能亢进，在某三甲医院进行放射性碘治疗后出现甲状腺功能减退。表现为全身虚浮，眼睑、双下肢为甚，周身乏力，腰膝酸软，体重增加10kg。给予左甲状腺素钠片口服，每日 2 片，服用 36 天后减至每日 1.5 片，持续服用 1 个多月后复查示，眼睑、双下肢仍然浮肿不退，体重不减，周身乏力，畏寒肢冷，精神萎靡，气短懒言，影响工作，月经不定期、后推 7～10 天、量少、色淡红。转而求助中医治疗，遂来胡师处就诊。

【体检】舌淡苔薄腻，脉沉细。

【个人史】无不良嗜好。

【诊断】继发性甲状腺功能减退症。

【处方】红参 8g，鹿茸 3g，盐菟丝子 15g，覆盆子 15g，醋五味子 15g，枸杞子 15g，盐车前子 15g，淫羊藿 15g，丹参 15g，盐黄柏 12g，陈皮 15g，茯苓 12g，焦山楂 15g，炙甘草 6g。10 剂，每日 1 剂，水煎服。嘱其凉水浸泡 30min，煎煮 30min，连续煎煮 2 遍，合二为一，分 3 次饭后服。左甲状腺素钠片每日 1.5 片，照服。

2 月 11 日二诊：患者自诉服上方 10 天，患者眼睑虚浮减轻，精神好转。守服上方 14 剂。

2 月 25 日三诊：患者自诉服上方 24 剂，见眼睑、双下肢浮肿，畏寒肢冷、腰膝酸软、乏力均明显减轻，月经量增多、颜色较前红。守上方 14 剂，左甲状腺素钠片减至每日 1 片。

服上方 38 剂见眼睑、双下肢浮肿消失，畏寒肢冷、腰膝酸软乏力消失，精神、饮食及睡眠如常人，体重减轻 5kg，月经色量正常。守服上方 14 剂，左甲状腺素钠片减至每日 0.5 片。

服上方 2 个月见患者病情稳定，舌红苔薄白，脉按之有力。左甲状腺素钠片，每日 0.5 片，中药照服。服上方 3 个月停服左甲状腺素钠片，共服上方治疗 6 个月，自觉无任何不适，甲状腺功能正常，停服中药。1 年后随访未见复发。

（胡　然　李　静）

甲状腺腺瘤

李某，女，33 岁，会计。2013 年 5 月 12 日初诊。

【主诉】颈部包块半年余。

【病史】患者半年前发现右侧颈部甲状腺处有一肿块，如红枣大小、质稍硬、触之不痛、随吞咽上下移动。于当地三甲医院检查，见甲状腺全套均正常，彩超提示：甲状腺右侧见一囊性低密度影，大小约 2cm×3cm，边缘清楚。考虑甲状腺结节瘤样变，建议手术治疗。患者由于结节并未影响工作、生活，更不愿意手术治疗。今年 5 月，患者因与人争吵生气后，出现颈部疼痛不适，月经不定期、量极少、色暗红，希望通过中药治疗，遂来笔者处就诊。症见右侧颈部甲状腺处有一肿块，月经不定期、推后 10 多天、量少、色暗红，心情郁闷，睡眠欠佳，二便可。

【查体】心肺腹（－）。右侧颈部甲状腺处可触及结节，质稍硬，边界清楚，无压痛。舌暗红，舌尖见小瘀点，苔黄腻，脉沉细涩。

【个人史】患者平素性情急躁易怒，好生气。无不良嗜好。

【诊断】甲状腺腺瘤。

【处方】三棱 15g，莪术 15g，海藻 15g，昆布 15g，浙贝母 10g，制鳖甲 15g，枳实 12g，夏枯草 15g，半枝莲 15g，白芍 12g，延胡索 15g，焦山楂 15g，生甘草 6g。14 剂，每日 1 剂，水煎服。嘱其凉水浸泡 30min，煎煮 30min，连续煎煮 2 遍，合二为一，分 3 次饭后服。

5 月 22 日二诊：服药 14 剂，颈部肿块疼痛消失，月经量较前增多。守上方 14 剂。

6 月 10 日三诊：患者诉服药 28 天，颈部肿块变软缩小，舌尖瘀点减少，苔薄白腻，脉沉细。守上方 14 剂。

服上方 42 天，患者自诉颈部肿块进一步好转，月经量可、色红。共服上方治疗 3 个月，颈部肿块消失，B 超示甲状腺形态正常、未见肿物，月经按期而至。随访 3 年未见复发。

【按语】结节性甲状腺肿，是常见的甲状腺疾病，多见于女性。随着生活节奏的加快，导致人们心理压力增加，结节性甲状腺肿逐渐成为甲状腺常见疾病，占甲状腺疾病外科就诊率的首位。该病属中医瘿瘤，《外科正宗·瘿瘤论》载"夫人生瘿瘤之症，非阴阳正气结肿，乃五脏瘀血、浊气、痰滞而成"，提出了瘿病的主要病理是气、痰、瘀互结。主要病机，是由于痰湿内生，气血瘀滞，痰浊凝结于颈前，近代医家一致认为，发病之内因，多与情志相关。

由于情志不遂、气郁痰结是该病重要的辨证要点，该方以海藻玉壶汤加减以化痰散结，兼行气安神。其中海藻、昆布为消瘿之要药，前者归肝脾经，化痰散结、利水消肿。《神农本草经》载"主瘿瘤气，颈下核，破散结气"；《名医别录》载"主治十二种水肿，瘿瘤聚结气"；辅以半夏辛温而燥，又兼和胃，《主治秘要》载"燥胃湿，化痰……除胸中痰涎"，尤善治脏腑之湿痰。浙贝母苦寒，化痰清热散结。半枝莲配合延胡索，前者味苦寒，归肝经，清热解毒、活血化瘀，用于咽喉肿痛，后者归肝经，活血行气止痛，用于破癥瘕气块，二者对于甲状腺结节伴疼痛的患者有较好疗效。最后，瘿瘤起势隐匿，病程缠绵，日久多见气阴两虚，气虚津枯则多挟瘀血，故需用三棱、莪术，因其性善破血，专入血分，可通畅血脉，祛瘀消癥瘕。因此，对于瘿瘤日久，痰热挟瘀者，非此莫属。该方对于痰气郁结之瘿瘤，可谓标本同治。

（胡　然）

亚急性甲状腺炎

孙某，男，50岁，经理。2008年7月16日初诊。

【主诉】右侧颈部肿块，伴发热、疼痛不适2月余。

【病史】患者于2008年5月26日因右侧颈部肿块，伴发热、疼痛不适3周，周身疲乏无力。到当地中心医院就诊，见右侧甲状腺肿大、质软、触痛。彩超提示，甲状腺左侧叶体积稍增大，前后径约1.9cm，叶内可见一个大小约1.2cm×1.0cm不均质的低回声区，边界欠清晰。细胞学检查，穿刺物检查结果提示，亚急性甲状腺炎。诊断为亚急性甲状腺炎。给予阿莫西林0.5g，每日2次，口服；泼尼松10mg，每日2次，口服。6月7日到同济医院就诊，也诊为亚急性甲状腺炎，医生建议终身服药。7月16日来笔者处就诊，见甲状腺Ⅱ度肿大，颈部疼痛不适，触痛，局部皮肤发红发热。心率70/min，血压110/70mmHg，基础代谢率±0%，体温38℃。舌红苔薄白，脉沉细。

【诊断】亚急性甲状腺炎。

【处方】金银花30g，连翘12g，蒲公英15g，板蓝根30g，夏枯草15g，野菊花15g，紫花地丁15g，白僵蚕15g，白芍12g，生大黄10g，延胡索10g，陈皮15g，焦山楂15g，生甘草6g。14剂，每日1剂，水煎服。嘱其凉水浸泡30min，煎煮30min，连续煎煮2遍，合二为一，分3次饭后服。停服阿莫西林、泼尼松。

7月30日二诊：服上方14天，见皮肤红肿消失，肿块变软缩小，体温36.5℃，体力增加。

8月13日三诊：服上方28天见诸症消失，肿块消失，临床无不适，精神、饮食及睡眠均佳。复查彩超提示，甲状腺无异常。

服上方45天，一切如常人，共服药治疗3个月，自觉无不适，复查各项指标正常范围。随访3年未见异常。

【按语】亚急性甲状腺炎类似于中医学的瘿痈、瘿瘤、结喉痛。陈实功在《外科正宗》中指出"夫人生瘿瘤之症，乃至五脏瘀血、浊气、痰滞而成"，《医学入门》认为其"原因忧恚所致"，本病多因外感风温风热，热性上炎，侵犯颈咽，以致局部气血凝滞，经络阻塞，不通则痛，亦可在颈前形成结块；或因素体肺脾肾气虚致水湿不运，蕴而生痰，复因卫气不足，外感风痰而致外感之风痰与内生之湿痰相搏结于颈前而生结块和疼痛。笔者认为，该病病机多为情志久郁不舒，加之素体气虚，卫表不固，风热邪毒乘虚入侵，热毒蕴结，气血壅滞，久则生成肝郁热蕴、痰气瘀结、瘿络瘀滞等证，故热、毒、瘀乃其病机之关键。

本病症表现为单侧甲状腺肿痛、恶寒发热、周身疼痛、颈项痛、舌苔薄黄、脉弦数。治宜清热解毒、活血祛瘀、散结消肿。

方中连翘、金银花、蒲公英、板蓝根等疏风清热；夏枯草清热散结，白芍平肝柔肝，二药伍用，有清肝、凉肝、平肝之功效；延胡索活血散瘀，行气止痛；野菊花、紫花地丁、生大黄相伍，共奏清热解毒消肿之效；白僵蚕化痰散结；陈皮、焦山楂、生甘草健脾理气。脾气健运，则痰无所生，气行则痰瘀自除。

（冯文煦）

毒性结节性甲状腺肿

刘某，女，22岁，大学生。2013年6月24日初诊。

【主诉】颈部包块，双眼突出4个月余。

【病史】患者4个月前发现颈部包块，双眼突出，眼胀、干涩、疼痛不适，怕热多汗，心情急躁，动则心慌气短，月经后期。当地医院诊为毒性结节性甲状腺肿，服用丙硫氧嘧啶每次100mg，每日3次，地榆升白片每次1粒，每日3次，参芪扶正颗粒每次2粒，每日3次。服药治疗月余，复查症状未见改善。希望通过中医调理治疗，经他人介绍来笔者处治疗。

【症见】双眼突出，眼干涩疼痛、时流泪，咽痛，甲状腺肿大，自觉颈部肿胀压迫感，周身发紧，怕热多汗，动则心慌气短，乏力，心情急躁，常有饥饿感，体重下降，月经后推7～10天、量少、色可。

【体检】甲状腺Ⅱ度肿大，表面光滑，质稍硬，有轻度压痛。可闻及血管杂音，心率82/min，血压120/70mmHg，基础代谢率+21%。舌红苔白腻，脉滑略数。血常规正常。彩超示甲状腺形态正常，左侧叶前后径2.2cm，右侧叶前后径2.0cm，峡部0.6cm，甲状腺内可见丰富血流信号，呈火海征。

【家族史】无。

【个人史】平时爱发脾气，性情急躁易怒，无不良嗜好。

【诊断】毒性结节性甲状腺肿。

【处方】海藻15g，昆布15g，制鳖甲15g，浙贝母10g，生牡蛎30g，夏枯草15g，黄柏12g，桃仁10g，白芍12g，陈皮15g，焦山楂15g，茯苓12g，生甘草6g。14剂，每日1剂，水煎服。嘱其凉水浸泡30min，煎煮30min，连续煎煮2遍，合二为一，分3次饭后服。丙硫氧嘧啶改为每次50mg，每日3次。地榆升白片、参芪扶正颗粒照服。

7月10日二诊：服药14剂，患者自觉精神好转，颈部较前变软，局部疼痛减轻。守上方14剂。

7月24日三诊：患者诉服药28剂，眼干涩疼痛减轻，颈部肿块缩小，心慌气短好转，月经量较前多。复查血常规，白细胞3.75×10^9/L。

守上方 14 剂，停服丙硫氧嘧啶，继服地榆升白片、参芪扶正颗粒。

服上方 3 个月，见其临床症状消失，甲状腺功能正常。彩超提示，甲状腺未见异常。共服上方治疗 6 个月，整个病情稳定，1 年后随访未见复发。

【按语】甲状腺功能亢进症以怕热多汗、心悸易怒、多食消瘦、指舌颤抖、甲状腺肿大为中心证候，病位在颈部缨脉（即甲状腺）。

《诸病源候论·瘿候》载"瘿者，由忧恚气结所生"。正如穆俊平提出，本病多由情志抑郁或暴怒伤肝，肝气内郁，失于疏泄，郁久化热，热伤阴液，是以阴亏于下，阳旺于上。以阴虚火旺居多，但也有气阴两虚、气郁痰凝等。笔者认为，甲状腺功能亢进症的病变脏器波及肝、肾、心、脾、肺，以肝为主。因为在生理上，肝主疏泄，其性刚强，喜调达而恶抑郁，凡精神情志的调节方面多与肝有关。另外，肝脉起于足大趾，循喉咙，连目系。从病变部位，颈前肿大、突眼来分析，可以说明此病与肝关系密切，并且仔细分析其临床发病因素，会发现大部分患者有不同程度的情志变化。

本案患者平时爱发脾气，心情急躁易怒。郁怒则伤肝，肝失疏泄，气机郁滞，血行不畅，化火生热伤阴，甚者横逆犯脾致湿生痰，终则痰瘀互结为患，结于颈前则为颈缨肿大；内扰心神则为怕热多汗、心情急躁；动则心慌气短，上犯肝窍、痰气凝聚于目则见双眼突出之征；

热扰中焦则常有饥饿感，肌肤失养则体重下降；火热耗伤肝肾精血，则冲任失调而月经推后量少。

依此病机，治法拟以健脾解郁、化湿豁痰、软坚消瘿为主。方用海藻玉壶汤化裁，其中海藻、昆布、制鳖甲、浙贝母、夏枯草疏肝理气、化痰软坚；陈皮、茯苓、焦山楂化痰散结消肿；桃仁活血散瘀；黄柏清热坚阴止汗；生甘草调和诸药；白芍柔肝而益肝肾之阴。全方共同起到软坚、化痰、理气、散结、清热的功效，尤其适合于甲状腺肿大明显者。

通常认为甲状腺功能亢进症患者不宜再服海藻、昆布、生牡蛎等含碘药物，徐氏则认为，只要甲状腺肿大或有结节、舌苔黄腻、脉象滑数、痰热之象明显者，不必拘泥，仍可用之，未见不良反应。笔者认为，在评价中药应用及疗效时，要以中医药理论为指导原则，比单纯的以药理成分为依据更合理、更切合实际。临床实践表明：含碘类药物并不是甲亢的禁忌证，关键是要很好地掌握含碘中药的适应证。含碘类中药的主要作用在于软坚散结，消除肿大的甲状腺。养阴益气为笔者治疗此病的另一种常用方法。笔者对"肝体阴而用阳"一语有深刻的认识。虽然患者表现为一派火盛之象，但若一味清泻肝火，尤其过用苦寒药，必然导致肝阴血更亏虚，火愈益炽盛。所以笔者通常在基础方上，酌加一两味养肝阴药，如乌梅、白芍、麦冬等，有助于降火。

（李宝华）

垂体微腺瘤

李某，女，21岁，营业员。2008年11月10日初诊。

【主诉】闭经3年余。

【病史】患者于11岁始见月经初潮，而后表现为稀发月经，短则1～2个月一至，长则3～4个月一至。18岁时反复出现闭经，时半年未见月经来潮。曾先后在当地多家医院多次住院治疗，均诊为继发性闭经。给予促绒性激素、己烯雌酚、黄体酮、溴隐亭等药，且行人工周期治疗18个月，偶尔可见撤退性出血，见月经量少，经色暗红，夹带血块，药停经停。后又在山西运城某专科医院以中药治疗6个月，再不见撤退性出血。由他人介绍来笔者处希望以中医治疗。症见闭经6个月，伴心情急躁，情绪不稳，睡眠欠佳，纳食减退，大便稀溏，形寒肢冷，周身乏力，少气懒言，白带量少，头面及四肢轻度浮肿，第二性征发育欠佳，对生活没有激情，对异性不感兴趣，由家人陪伴来笔者处就诊。

【个人史】平素性情温顺，好生闷气，寡言少动，无特殊嗜好。

【家族史】其父年轻时患有甲状腺功能减退症，一直服用甲状腺素片。

【体检】舌红苔薄白，脉沉细。血压120/80mmHg，心率66/min，心律尚齐，心音低钝。基础代谢率 –9%。甲状腺功能正常。促卵泡激素（FSH）8.9U/L；促黄体生成素（LH）8.1U/L；孕酮（P）6.34nmol/L；睾酮（T）239nmol/L；雌二醇（E_2）239.73pmol/L；催乳素（PRL）0.0126μg/L。MRI 提示，垂体腺左侧局限性隆起，高度为 9mm，鞍低略凹陷，鞍膈隆起，垂体柄略向左侧偏移，有垂体腺微腺瘤的可能。

【诊断】垂体腺微腺瘤。

【处方】三棱 15g，莪术 15g，海藻 15g，昆布 15g，浙贝母 10g，制鳖甲 15g，枳实 12g，夏枯草 15g，桃仁 10g，白芍 12g，陈皮 15g，半夏 10g，焦山楂 15g，茯苓 12g，生甘草 6g。14 剂，每日 1 剂，水煎服。嘱其凉水浸泡 30min，煎煮 30min，连续煎煮 2 遍，合二为一，分 3 次饭后服。停服过去一切药物。

11 月 24 日二诊：见服药 14 剂，见精神面色好转。守上方 14 剂。

12 月 8 日三诊：见服药 28 剂月经悄然而至，自己竟未察觉，经色暗红，量多，夹带少许血块，自觉临床症状明显好转，精神、饮食及睡眠转佳。

服药 3 个月，连续行月经 3 次，量适中，色泽鲜艳，5 天自净，临床症状完全消失，面色红润，肌肉结实，手足转温，第二性征发育较前好转，心情格外好。第 3 次查 MRI 提示，垂体腺瘤由 9mm 缩小至 7mm。共服药治疗 6 个月，发育基本正常，月经按期而至，自我感觉特别好。第 5 次查 MRI 提示，垂体腺未见明确病变，肿瘤完全消失，痊愈停药。并于 2009 年 7 月结婚，2010 年 10 月产一子。

【按语】垂体微腺瘤是导致女性月经不调、不孕的妇科疑难病之一，由于影响垂体-卵巢-子宫生殖轴，临床症状及实验室检查多反复波动。本病属于中医学的闭经范畴，笔者认为，肾主生殖，经水出诸肾，肾主骨生髓，通脑窍；肝藏血，主疏泄，其经络循行经过阴器、乳房，与闭经泌乳之症息息相关。久病多顽痰，脾乃生痰之源。究其病机多因郁怒伤肝，情志不遂，气机逆乱，痰浊随上逆之气血阻滞脑窍，致脏腑功能失调。该病与肝、脑、肾、脾密切相关，但其病机主要以肝郁为主。乙癸同源，肝郁化热，戕伐肾阴，耗损肾阳，而肾主生殖，与月经、孕育密切相关。因此，肝木条达，肝血充足，体阴而用阳，气血下藏于肾，对生殖内分泌起良性调节作用。据此提出治疗当以柔肝疏肝解郁、活血豁痰调经为则。该病起于肝失条达，故情志疏导在该病的治疗上尤为关键，笔者诊病中常为患者进行必要的心理开导，使其增强坚持治病的信心并配合治疗。此外闭经直接病因为瘀，女子胞为奇恒之腑，经期以通为用。故治疗在疏肝基础上还应破血消癥、活血化瘀。旧血不去，新血难生，久瘀致虚，血虚易滞，故以理气健脾，使气血畅，胞脉通，血脉充，下注冲任，故而经水自来。

本病以闭经，伴心情急躁、纳食减退、大便稀溏、形寒肢冷等症状为主，临床治以调血理气通经、解郁化痰散结之法。方用三棱味苦，为血中气药，可破血中之气。莪术味辛、苦，为气中血药，两者均入肝经，可破血祛瘀、行气止痛，且一苦一辛，升降相因，气机畅通，自无瘀滞，共为君药。海藻、昆布、制鳖甲、浙贝母软坚散结，消痰祛湿利水。夏枯草清热散结，白芍平肝柔肝，二药相伍，有清肝、平肝之效。半夏苦辛温燥，化痰散结。陈皮、焦山楂、茯苓、生甘草理气健脾，使气血畅，癥瘕除，胞脉通，血脉充，下注冲任，故而经水自来。

（冯文煦）

垂体腺萎缩

吕某，42 岁，干部。2010 年 7 月 7 日初诊。

【主诉】闭经 4 个月。

【病史】自诉从 28 岁起，面部长粉刺、色斑，有脂溢性脱发。35 岁时月经出现问题，有时 1 个月 2 次月经，有时月经期延长半个多月，面部皮肤粗糙，一直进行针对脱发、色斑、粉刺、月经的治疗。今年停经后面部、手部出现扁平疣，眼部出现皱纹，乳房松弛。最近 4 ～ 5 年，记忆力变得很差，有时反应很迟钝，有时注意力不易集中，有时头部胀痛。服用针对治疗月经病的补血、补肾、补肝类药后症状好转。今年 3 月 10 日左右，行极少浅红色月经后停经。到现在已 4 个月未行月经，人明显变胖，下身干燥，无白带，乳房及小腹胀痛不适，皮肤干燥。到武汉某医院治疗时，医生告诉患者已进入更年期。服用中药 2 个多月，症状消失，但仍无月经，反感性生活。从网上了解到笔者在治疗内分泌疑难杂症方面有丰富的经验，才前来就诊。患者与此病魔抗争了大约 13 年，已失去信心。

【体检】舌红苔薄白，脉沉细。双侧乳腺萎缩伴溢乳血。性激素雌二醇值较高，孕酮值较低。彩超检查提示，双侧附件增粗，宫颈纳氏囊肿，右侧卵巢囊肿，陶氏腔少量积液。MRI 检查见蝶鞍未扩大，鞍底骨质不对称，右侧较低，垂体高度略变薄高度约为 3.4mm，提示垂体高度减低，未见明显占位性病变。

【个人史】自幼怕冷，体质较弱。

【诊断】垂体腺萎缩。

【处方】红参 8g，鹿茸 3g，盐菟丝子 15g，覆盆子 15g，醋五味子 15g，枸杞子 15g，盐车前子 15g，淫羊藿 15g，丹参 15g，黄柏 12g，陈皮 15g，茯苓 12g，焦山楂 15g，炙甘草 6g。14 剂，每日 1 剂，水煎服。嘱其凉水浸泡 30min，煎煮 30min，连续煎煮 2 遍，合二为一，分 3 次饭后服。

7 月 21 日二诊：自诉服药 5 天感觉手上的扁平疣变平、变小。守上方 14 剂。

8 月 4 日三诊：服药 28 天月经至，9 天干净，面部皮肤变白，色斑变浅。

　　服药 2 个月，月经自行，白带较前增多，白带颜色好转，性欲低下，乳房松弛较前好转，乳头由深黑色变红润。服药 3 个月，临床诸症消失，溢乳也消失。共服药治疗 1 年，月经按期而至，量色均正常，余无不适。自觉气色变好，体力增加，且很少感冒，精神、饮食及睡眠均佳，大便可。

　　【按语】垂体腺萎缩多由垂体下丘脑附近肿瘤压迫、糖尿病、产后大出血至垂体缺血或坏死等引起，本病西医常用靶器官激素补充调节治疗以缓解症状，但长期的激素治疗势必给患者带来许多并发症和副作用。

　　垂体腺萎缩症在中医学中无对应病名，根据该病一系列"肾阳虚衰，冲任不固"的临床表现，可将其归于虚劳、水肿之范畴。临床治疗重点应温补肾阳，佐以健脾益气。笔者认为，该病以阳气虚损为主，阳虚无以温煦，寒凝血瘀阻滞气机；气虚运行无力，则使气行不畅。气机的阻滞一方面加重了瘀血的生成。另一方面，气不行津，水运受碍，且阳虚体质，机体代谢功能减退，津液代谢发生障碍，聚于体内而成痰饮。

　　该患者脱发、面部斑疹、月经不调、行经时乳房、小腹胀痛以及子宫附件囊肿，结合怕冷、体弱等临床症状，均为阳虚痰凝血瘀所致，治宜益气温阳，散寒化湿，养血填精。方中红参补元气、温肾阳，为君药。盐菟丝子、覆盆子、醋五味子、枸杞子、盐车前子温肾助阳、补血填精，补中有泻，补而不腻，为臣药。淫羊藿补肾壮阳，可加强五子衍宗丸的温阳作用；"一味丹参散，功同四物"，丹参既能活血又能养血，"能去瘀生新而不伤正"，善调经水，为妇科调经常用药。焦山楂行气散瘀。陈皮理气健脾、燥湿化痰；茯苓利水渗湿、健脾补中，二味共用使气畅水运。黄柏苦寒入肾，清虚热燥湿，抑制以上诸药补益温阳的作用。以上六味共为佐药。炙甘草调和诸药，且健脾和胃，久服不伤及脾胃为使药。

应用中药治疗垂体腺萎缩，既能达到很好的疗效，同时可减少各种并发症及副作用的发生，弥补了西药的不足。若制成丸剂可以减轻患者服药时的痛苦，并可减少长期服药的费用，易被患者接受。

（冯文煦）

❀ 乳腺增生

邓某，女，36岁，农民。2012年4月2日初诊。

【主诉】乳房肿块伴疼痛不适年余。

【病史】患者1年前发现右侧乳房肿块未治疗，近月来自觉疼痛不适，活动后、月经前后明显加重，伴心情急躁，睡眠欠佳，月经不定期、量少、色暗红、夹带血块，大便干结，因恐癌变前来就诊。双侧乳房均可见块状肿物，触之疼痛不适，以右侧为甚，外上限均可触及约4cm×6cm大小的块状肿物，可移动，质中硬，压之疼痛加剧，牵引胸胁腋窝处，并见腋窝淋巴结肿大，乳头无溢液。

【个人史】性情急躁，心情郁闷，嗜好辛辣及甜食。

【体检】舌红苔黄腻，脉细滑。彩超提示，双侧乳腺呈多腺体型，回声紊乱，分布不均。B超提示，右侧乳腺上方可见大小约5.3cm×4.2cm实质性包块，内呈蜂窝状改变，边界欠清，后方回声稍衰减，左侧乳腺未探及肿块图像。右侧腋窝可见几个淋巴结回声，较大的约1.7cm×0.7cm，形态饱满，左侧腋窝未探及淋巴结声像。钼靶片提示，双侧乳腺增生，右侧腋窝淋巴结肿大。

【诊断】乳腺增生。

【处方】三棱15g，莪术15g，海藻15g，昆布15g，浙贝母10g，制鳖甲15g，厚朴12g，枳实12g，半夏10g，夏枯草15g，焦山楂15g，白芍12g，延胡索15g，生甘草6g。14剂，每日1剂，水煎服。嘱其凉水浸泡30min，煎煮30min，连续煎煮2遍，合二为一，分3次饭后服。

4月16日二诊：患者自诉服药14剂，自觉乳房疼痛好转，心情急躁易怒。守上方14剂。

4月30三诊：患者自诉服药28天，见乳房肤色好转，肿块明显变软缩小，压之疼痛不明显。

共治疗 4 个月，整个肿块消失，腋窝淋巴结肿大消失，月经对月、色量好转，精神、饮食及睡眠如常人，心情亦好。彩超提示，双侧乳腺未见明显增厚，内部回声均匀，未见明显肿块，双侧腋窝未见淋巴结回声。随访 3 年未见复发。

【按语】乳腺增生以乳房肿块和疼痛为两大表现，属乳腺结构不良病变。中医理论中乳腺增生症属于乳癖范畴。笔者认为，本病的发生多因肝气郁结、痰凝血瘀、肝肾不足所致。

情志不畅或受精神刺激，可导致肝气郁结，气机阻滞，蕴结于乳，则乳络阻塞不通，不通则痛而致乳痛；肝气久郁而易于化热，热灼精液为痰，加之气血运行不通即形成乳房疼痛性肿块。治以疏肝理气、散结止痛。方用柴胡、香附、青皮、陈皮、当归、白芍、川芎、橘叶、橘络、益母草等。

脾胃素虚、饮食不节、恼怒易伤肝，肝木克脾土致脾失健运，水湿不化，聚而为痰。痰凝则气滞，气滞则血瘀，痰瘀互结于乳络而致乳癖。治以软坚散结、活血化瘀。方用海藻、昆布、三棱、莪术、牡蛎、当归、柴胡、丹参、益母草等。

肾为五脏之本，肾气化生为天癸，天癸激发冲任通调，冲任下起胞宫，上连乳房。先天禀赋不足或后天失调至肝肾亏虚，冲任失调，精血不足，水不涵木，痰瘀互结于乳络而发为乳癖。治以补益肝肾、调摄冲任。方用仙茅、淫羊藿、柴胡、当归、白芍、熟地黄、锁阳、巴戟、香附等。

本案患者性情急躁、心情郁闷、情志不畅，导致肝气郁结，气机阻滞，蕴结于乳，则乳络经脉阻塞不通，不通则痛而致乳痛；肝气久郁而易于化热，热灼精液为痰；恼怒伤肝，肝木克脾土致脾失健运，水湿不化，聚而为痰。痰瘀互结于乳络、气血运行不通即形成乳房肿块。治以疏肝理气、化痰软坚、散结止痛。方中海藻、昆布相须为用，其性咸寒，取其"热淫于内平以咸寒……"之意。三棱、莪术破血逐瘀通络；浙贝母、制鳖甲软坚散结、消痰祛湿；延胡索疏肝解郁、理气止痛；夏枯草清热散结；半夏、枳实、焦山楂运脾消食、下气化痰；生甘草补脾益气、缓急止痛，调和诸药；而白芍与甘草相伍，称芍药甘草汤，能调和肝脾、缓急止痛；生甘草与海藻相反相成，能更好地发挥海藻消痰利水、消肿止痛的功效。笔者认为，不论乳腺增生或甲状腺瘤，其病机均因脾失运化或肝失疏泄，郁而成痰，导致痰湿结聚，气血凝滞而形成肿块，临证时可异病而同治，治疗上以软坚散结、祛痰除湿为法，临床疗效卓著。

（吴厚琴）

痛 经

林某，女，28岁，营业员。2013年4月3日初诊。

【病史】患者于14岁初潮，月经对月、量少、色暗红，白带量少，经前小腹疼痛不适，甚时恶心呕吐，不能坚持上学，伴乳房胀痛不适。26岁时因患乳腺纤维瘤两次手术治疗。而后即见月经量多、血色紫暗、夹杂血块，月经 10 天不止，伴小腹剧烈疼痛，触之加重，不能正常上班。反复使用西药止痛药和止血药亦无好转迹象。遂来笔者处就诊希望用中药治疗。

【个人史】性格温顺，心情平和，怕冷。

【体检】舌红苔薄黄，脉滑数。彩超提示，子宫附件未见异常。

【诊断】痛经。

【处方】柴胡 10g，白芍 20g，当归 15g，白术 10g，陈皮 15g，炮姜 12g，茯苓 12g，制香附 10g，枳壳 10g，桃仁 10g，红花 10g，怀牛膝 15g，延胡索 15g，炙甘草 10g。10 剂，每日 1 剂，水煎服。嘱其凉水浸泡 30min，煎煮 30min，连续煎煮 2 遍，合二为一，分 3 次饭后服。并嘱其忌生冷，尤其是忌食冰冻食品。

4 月 10 日二诊：服药 7 天，月经自行停止，色泽好转。守上方 10 剂。

4 月 20 日三诊：自觉无不适。

共服药治疗 3 个月，月经前后再未见腹痛不适。随访 3 年未见复发。

【按语】痛经是指在经期或经期前后，出现周期性小腹疼痛，或痛引腰骶，甚至剧痛晕厥者，亦称经行腹痛。西医将其分为原发性痛经和继发性痛经，其中，原发性痛经占痛经的 90% 以上，是指生殖器官无器质性病变的痛经；而继发性痛经是指盆腔器质性疾病引起的痛经。

痛经为妇科常见病、多发病，其发病与情志所伤、起居不慎或六淫为害等有关，并与素体及经期、经期前后特殊的生理环境相关。发病机制主要是邪气内伏或精血素亏，更值经期前后冲任二脉气血的生理变化急骤，导致胞宫的气血运行不畅，"不通则痛"；或胞宫失于濡养，"不荣则痛"。病位主要在冲任、胞宫，变化在气血，失调于脏腑，表现为痛证。常见的分型有肾气亏损、气血虚弱、气滞血瘀、寒凝血瘀和湿热蕴结。

月经的产生是气血、脏腑、经络作用于胞宫的结果，气血是月经产生的物质基础，脏腑为气血生化之源，经络对月经的产生起枢纽、调节作用。女子以血为本、以肝为先天，冲任为十二经之血海，肝藏血主疏泄、喜条达而恶抑郁，两者相互配合对女子的月经起着主导作用。生理上，肝气调达，冲任气血顺和，则经行畅通无阻，自无疼痛之忧。病理上，由于素性忧郁，七情内伤或六淫等致病因素作用于人体，使肝疏泄失常，气机阻滞，气滞则血瘀，冲任瘀阻，血行不畅，经时气血壅滞于胞宫，不通则会疼痛。故痛经主要是由于气血运行不畅所致，以气滞血瘀型最为常见。诚如朱丹溪的《格致余论》载"经来往往见有成块者，气之凝也，将行而痛者，气之滞也"。加之现代社会竞争日益激烈，工作及生活的压力大，更易致肝气郁结，气机不畅，瘀血阻于冲任、胞宫，经行不畅而发生痛经。病机关键为瘀滞，属于瘀血范畴。治疗上主要以调理冲任气血为本，抓住一个"瘀"字，着眼一个"通"字，以调理气血疏导血脉止痛为法。

方以桃红四物汤合逍遥散加减治疗。方中桃仁、红花辛散温通、活血化瘀、通调经脉；白芍养血柔肝敛阴；当归辛散活血调经止痛；柴胡、制香附疏肝解郁、理气止痛；延胡索、怀牛膝、枳壳理气血通经止痛，因势利导，引血下行，又引诸药下行冲任胞宫祛其瘀滞；炮姜温经止痛，使血得温而行；陈皮、白术、茯苓、炙甘草健脾助运，令气血有源，肝血得充，疏泄之力健；炙甘草可调和诸药，与白芍相配亦可缓急止痛。方中之药大部分入肝经，肝气得舒，则气血调畅，自无瘀滞。妇人以血为本，血属阴，故全方用药偏温，取之"经血得温则行"之义，通则不痛。方中各药相合，共奏活血化瘀、行气止痛、疏肝健脾之功用，使气血运行顺畅，则疼痛自止。此外，在药物治疗的同时，尚需注意调护，经期应保暖，避免冒雨涉水和剧烈运动，饮食宜温热，勿过食生冷瓜果，并保持心情愉快，避免精神刺激，平时更需要加强体育锻炼，以达事半功倍之效。

（王　娇）

子宫腺肌病

王某，女，42岁，干部。2012年11月12日初诊。

【主诉】经期剧烈腹痛3年余。

【病史】患者近3年来，每次月经来潮均见小腹剧烈坠痛，持续2～3天，伴月经掺杂大量紫色血块，腰痛、汗出、恶心、呕吐清水，哌替啶治疗无效。曾在多家医院多次住院治疗，均诊为子宫腺肌病，医生建议行手术治疗。患者惧怕手术，经他人介绍来笔者处求中药治疗。患者面色萎黄，颜面虚浮，满头白发，精神疲惫，饮食减退，四肢无力。

【个人史】爱生气，平素性情急躁，嗜食辛辣食物。

【既往史】3年前行人工流产术。

【体检】舌红苔白腻，脉沉细弦。彩超提示：子宫腺肌病。

【诊断】子宫腺肌病。

【处方】三棱15g，莪术15g，赤芍15g，当归15g，白术10g，柴胡10g，制香附10g，延胡索15g，干姜15g，枳壳12g，陈皮15g，茯苓12g，焦山楂30g，炙甘草6g。10剂，每日1剂，水煎服。嘱其凉水浸泡30min，煎煮30min，连续煎煮2遍，合二为一，分3次饭后服。并嘱其忌生冷，保持心情平静。

11月22日二诊：自诉服上方10剂，月经已至，整个经期能坚持上班，疼痛较前减轻至可以忍受，月经色、量均适中。守上方10剂。

12月2日三诊：见其精神、饮食及睡眠好转。守上方10剂。

共服上方治疗3个月，月经按期而至，无任何不适，且面色好转。1年后随访，未见复发。

【按语】 子宫腺肌病是由刮宫而致子宫内膜侵入子宫肌层引起的一种良性病变，临床以痛经和月经失调为主要症状，多为继发性伴进行性加剧。可与"外在"或主要是盆腔子宫内膜异位症同时存在。

本例患者主要以"经期剧烈腹痛3年余为主症。彩超提示：子宫腺肌病"来就诊，此病属于中医学的经行腹痛、癥瘕范畴，经行腹痛始见于汉代张仲景的《金匮要略·妇人杂病脉证并治》"带下经水不利，小腹满通，经一月再见者"；至明代张景岳《景岳全书·妇人规》对经行腹痛的论述较为完备，首次将经行腹痛分虚实，实者寒滞、血滞、气滞、热滞；虚者血虚、气虚。昝殷在《经效产宝》中载："经水者，行气血，通阴阳，以荣于身者也，气血阴阳和，则形体通，气血不足，经候不行，身体先痛也。"说明痛经的主要原因是气血阴阳不和，血瘀阻滞胞宫，不通则痛。《妇人大全良方》载："风冷致痛经，用温经汤治疗，以温经止痛，活血化瘀。"子宫腺肌病属于中医之癥瘕范畴，病机多因脏腑失调、气血阻滞、瘀血内结，气聚为瘕，血瘀为癥。《证治准绳》载"推之不移，名曰癥，言其病形可征可验也"，说明癥为有形可征，推之不移，痛有定处，病在血分。证候以气滞、血瘀、痰湿、湿热四型多见。病因多为气滞血瘀、情志内伤，使肝气郁结，阻滞经脉，血行受阻，气聚血凝，积而成块；或经行产后，血室正开，风寒侵袭，血脉凝涩不行，邪气与余血相搏结，积聚成块，逐渐增大而成癥瘕。

本病的治疗手段较多，西医一般根据患者的年龄、症状及生育要求进行个体化选择治疗方法。手术与药物治疗方案可同时选择。药物治疗不能达到根治，停药易复发，手术创伤较大，甚至需要切除整个子宫。中医学认为子宫腺肌病与瘀血内阻有关，而血瘀的形成又与气虚、寒凝、气滞、痰湿等致病因素有关。癥瘕的形成，多与正气虚弱、血气失调有关。常见的有气滞血瘀、痰瘀互结而成。癥瘕的辨证，重在辨善恶、辨血气、辨新久。所以在治疗方面，既要以活血化瘀为原则，又要针对瘀血形成的原因及虚实的不同，予审因治疗。《医宗金鉴》载："凡治诸癥积，宜先审身形之壮弱，病势缓急而治之。如人虚，则气血衰弱，不任攻伐，病势虽盛，当先扶正；若形病俱实，当先攻病。"病在气者，以理气行滞为主，佐以活血化瘀。病在血者，以活血破瘀散结为主，佐以理气。病在痰瘀互结者，又当化痰消瘀。新病体质较强者，宜攻宜破。久病体质较弱者，宜攻补兼施，或先攻后补，或先补后攻，随证施治。

本例患者平素爱生气，性情急躁，长期肝气不舒，气滞血瘀，从而形成胞宫瘀血阻滞、脉络不通、癥瘕积聚，不通则痛，故而经期腹痛剧烈，伴大量血块。瘀血阻滞体内时间太长，阻碍气血运行，气虚血瘀，从而导致肌肤失养、面色萎黄、颜面虚浮、满头白发、精神疲惫、饮食减退、四肢无力。瘀久化热，故舌红苔白腻，脉沉细弦，一派瘀血之征。该患者集瘀、热、虚为一体，属于本虚标实之证，治疗上笔者以理气活血化瘀为主药，用三棱、莪术、赤芍、当归破血逐瘀，柴胡、制香附、延胡索、枳壳疏肝理气，兼以干姜、陈皮、茯苓、焦山楂、炙甘草健脾益气，达到驱邪扶正，标本同治的目的，通则不痛也。

（郭建芳）

原发性闭经

江某，女，18岁，学生。2010年7月11日初诊。

【主诉】闭经一年半。

【病史】患者14岁月经初潮，月经一直不定期，3～6个月一至，家长认为孩子还小，月经不定期是正常的，未重视。上高中后一直未见月经来潮，伴畏寒肢冷，精神萎靡，没有激情，没有白带。也曾在当地以及上级医院断续治疗，多以中药治疗，也做过人工周期治疗，仅见月经偶尔来一次。此次一年半未来月经，由学校老师介绍来笔者处就诊。

【个人史】畏寒肢冷，易疲劳，无精神。

【体检】舌红苔薄白，脉沉细。形体较胖，面色晦暗。乳腺发育欠佳。血液检查见甲状腺素、性激素均在正常范围的最低值。彩超提示，子宫偏小，双侧卵巢未见较大的卵泡。MRI提示，垂体腺无异常。

【诊断】原发性闭经。

【处方】红参 8g，鹿茸 3g，盐菟丝子 15g，覆盆子 15g，醋五味子 15g，枸杞子 15g，盐车前子 15g，淫羊藿 15g，丹参 15g，黄柏 12g，陈皮 15g，茯苓 12g，焦山楂 15g，炙甘草 6g。14 剂，每日 1 剂，水煎服。嘱其凉水浸泡 30min，煎煮 30min，连续煎煮 2 遍，合二为一，分 3 次饭后服。

7 月 25 日二诊：自诉服上方 14 天，精神好转。守上方 14 剂。

8 月 8 日三诊：自觉面色红润一些。守上方 14 剂。

服药治疗 3 个月自觉乳房有轻微胀感，并有少量白带。共服上方治疗 6 个月，月经悄然来潮，从此，每月月经按期而至，乳房较前发育好，精神、饮食及睡眠如常人，学习成绩也有提高。

【按语】闭经临床主要表现为月经停闭，可分为原发性闭经和继发性闭经。前者指女子年逾 14 周岁，第二性征未发育；或者年逾 16 周岁，第二性征已发育，但仍无月经来潮。中医学并无"闭经"一词，根据西医对本病临床症状的描述，符合中医"不月""经闭""经水不通""经水断绝""月事不下""月水不通""月水不下""月信不来""血闭""月闭"等范畴。

闭经是妇科临床常见病、多发病。中医学认为闭经的病因有虚实之分，虚者多因肾虚、气血两虚，因而冲任不能充盈，血海空虚，无血可下；实者多因气滞血瘀、寒凝血瘀、痰湿阻滞等致冲任不通，导致经水不行而闭经。故《素问·评热病论》有"月事不来者，胞脉闭也"，《巢氏病源·月水不通候》有"劳伤过度，血气枯竭于内"。

月经是血海满而溢，其产生是胞宫在天癸、气血、脏腑、冲任共同协调的结果。而肾为先天之本，主藏精，主生殖，为天癸之源，为冲任之本，与胞宫相系，与脑髓相通。正如《素问·六节脏象论》载"肾者，主蛰，封藏之本，精之处也"，《素问·上古天真论》载"女子七岁，肾气盛，齿更发长；二七而天癸至，任脉通，太冲脉盛，月事以时下，故有子……七七任脉虚，太冲脉衰少，天癸竭，地道不通，故形坏而无子也"。由此亦看出，月经的初潮、绝止以及生育功能的获得与丧失，与肾气的盛衰相伴始终，故肾为月经产生之本源，也正如《傅青主女科》载"经本于肾""经水出诸肾"。肾气盛，天癸至，血海充盈，作用于胞宫，月事以时下，周而复始，维持月经有规律的运行。若肾气亏虚，不能滋养肾阴，肾阴亏虚，以致冲任血少，冲任虚衰则月经后期，甚则闭经。

随着社会节奏的加快，生活压力的增大，长期的精神压力及情绪变化还会严重干扰女性内分泌系统，影响肾-天癸-冲任-胞宫轴的功能活动。情志不畅，气机郁结，日久郁而化火，气血暗耗，导致气血不足，不能荣养肾精，滋润冲任，下养胞宫胞脉；加之肝郁乘脾，横逆犯胃，致脾失健运，胃失和降，不能运化水谷，气血乏源，先天失充，天癸失源，冲脉精血不足，任脉之气衰弱，胞宫胞脉失养，血海空虚，渐致本病。

本案患者因先天禀赋不足，致肾虚精亏，冲任匮乏，血海空虚，无血可下，终致闭经。方以五子衍宗丸加减治疗，方中盐菟丝子、枸杞子补肾壮阳；覆盆子甘酸微温，固精益肾；醋五味子五味皆备，而酸味最浓，补中寓涩，收摄耗散之精气；盐车前子泻而通之，涩中兼通，补而不滞。共撑补肾益精之大功。辅以淫羊藿、鹿茸以托肾阳，目的在于加强药力鼓动肾气，肾气充实，肾精丰满，则胞宫有养；红参、陈皮、焦山楂、茯苓、炙甘草健脾益气补虚，且使全方补而不滞，滋而不腻；佐以丹参养血活血通经，以催促月经下行；黄柏清热滋阴降火，以防补药过于温热。诸药合用，共奏补肾益气，养血调经之功，使冲任得滋，血海充盈，月事以时下。

（王　娇）

继发性闭经

谭某，女，39岁，老板。2009年8月28日初诊。

【主诉】闭经3年余。

【病史】患者自诉18岁时月经初潮，25岁结婚，28岁妊娠，35岁时出现闭经，反复用雌激素和孕激素行人工周期治疗，偶尔来一次月经，而后服药也不来月经。38岁时出现体毛增粗，胡须浓密，乳房萎缩，白带全无，下体干涩，并出现心情烦躁，失眠多梦，周身疼痛不适，痛无定处，自觉活得很痛苦。39岁时经他人介绍来笔者处希望服中药治疗。

【个人史】自幼怕冷，手足不温，嗜素食。

【体检】舌红苔薄白，脉弦细。甲状腺素、性激素水平均低于正常值。彩超提示，子宫大小 4.7cm × 2.6cm × 3.5cm，内膜 0.6cm。

【诊断】继发性闭经。

【处方】红参 8g，鹿茸 3g，盐菟丝子 15g，覆盆子 15g，醋五味子 15g，枸杞子 15g，盐车前子 15g，桃仁 10g，红花 10g，白芍 15g，当归 15g，黄柏 12g，陈皮 15g，茯苓 12g，焦山楂 15g，炙甘草 6g。14 剂，每日 1 剂，水煎服。嘱其凉水浸泡 30min，煎煮 30min，连续煎煮 2 遍，合二为一，分 3 次饭后服。

9 月 11 日二诊：自觉服上方 14 剂，周身疼痛好转。守上方 14 剂。

9 月 25 日三诊：自诉服上方 28 剂，有少量白带，心情烦躁及睡眠好转。守上方 14 剂。

共服药治疗 6 个月，第 7 个月时月经悄然而至，经量、色泽正常，自觉身体轻松，心情好，从此，月经按期而至。2011 年 8 月，41 岁时孕一子。

【按语】继发性闭经指正常月经周期建立后月经停止 6 个月，或按自身原有月经周期计算停止 3 个周期以上者。青春期前、妊娠期、哺乳期及绝经后的闭经属于生理现象。本病发病率约占闭经总发病患者数的 95%，近年来呈逐渐上升趋势，且在青年女性中不断增加，严重影响女性的身心健康及生活质量，已成为妇科常见疑难病。

继发性闭经属中医学闭经范畴。中医学认为，闭经的病因有虚实之分。虚者主要是经血的生成障碍致胞宫胞脉空虚，无血可下；实者多为胞宫胞脉壅塞致经血运行受阻或经隧不通或气血郁滞；二者常相兼为病而出现虚瘀错杂之证。笔者认为，月经是血海满而溢，其产生是胞宫在天癸、气血、脏腑、冲任共同协调的结果。而肾藏精，主生殖，为先天之本。故月经的潮、止与肾气的盛衰密切相关，肾精充盛，天癸至，任通冲盛，月事以时下；反之肾气亏虚，天癸衰竭，精亏血少，太冲脉衰，任脉不通，则见月经后期或闭经。《医学正传》载："月经全借肾水施化，肾水既乏，则经血日以干涸。"又女子以肝为先天，肝藏血，主疏泄而司血海，为冲脉之本。肝气条达，疏泄正常，则血海按时满溢，月经如期而至。若情志抑郁，或郁怒伤肝，以至肝失疏泄，气机不畅，气滞血瘀内停，无血可下或日久郁而化火，气血暗耗，气血不足，不能荣养肾精，滋润冲任，下养胞宫胞脉而闭经；脾为后天之本，主运化，为气血生化之源。脾虚失运，无力运化水谷，气血生化乏源，精微不生，天癸失源，冲脉精血不足，胞宫胞脉失养，血海空虚，渐致本病。由此可见，本病发病与肝脾肾相关，而以肾虚为本。"久病致瘀"，若闭经病程长，最终均可出现瘀滞，故肾虚血瘀是致病之本。"调经之要，贵在补脾胃以滋血之源，养肾气以安血之室"，补肾活血在调理月经治疗闭经的过程中非常重要，乃治标治本之举。

方以五子衍宗丸和桃红四物汤加减治疗。五子衍宗丸出自《证治准绳》，由菟丝子、枸杞子、车前子、覆盆子、五味子组成，具有益肾填精之效；桃仁、红花、当归、白芍以调补气血，活血通经；辅以鹿茸补肾助阳，以阳中求阴，加强药力鼓动肾气，肾气充实，肾精丰满，则胞宫有养；红参甘温益气、健脾养胃；佐以陈皮、焦山楂、茯苓、炙甘草健脾益气补虚，且使众补药补而不滞，滋而不腻；黄柏清热滋阴降火，以防补药过于温热。诸药合用，共奏补肾益气填精，养血活血调经之功，使冲任得滋，血海充盈，月事以时下。

（王　娇）

月经失调

钱某，女，22岁，大二学生。2010年12月23日就诊。

【病史】患者13岁时月经初潮，前3年月经周期正常，16岁时即见月经不定期，而后见月经2～3个月一至，月经量少、色泽紫暗、夹带血块，伴头脑昏沉，胸闷气短，腰腹胀痛不适，心情急躁，饮食减退，四肢乏力。半年前，每次月经前必须注射3针黄体酮后月经方至，药停经停。此次月经3个月未来，用黄体酮无效，希望服中药治疗。见其面色萎黄、精神萎靡、焦躁不安。

【个人史】心情郁闷，性情急躁。

【体检】舌红苔薄黄，脉沉细。甲状腺素、性激素值正常。彩超提示，子宫大小正常，双侧卵巢大小正常，均可见 5～6 个卵泡，最大为 0.7cm×0.6cm。

【诊断】月经不调。

【处方】三棱 15g，莪术 15g，水蛭 10g，川楝子 10g，桂枝 6g，艾叶 15g，炙黄芪 15g，白芍 15g，当归 15g，川芎 10g，熟地黄 15g，陈皮 15g，茯苓 12g，焦山楂 15g，炙甘草 6g。14 剂，每日 1 剂，水煎服。嘱其：凉水浸泡 30min，煎煮 30min，连续煎煮 2 遍，合二为一，分 3 次饭后服。

1 月 6 日二诊：患者自诉服药 10 天，月经来潮，色泽暗红，量多。守上方 14 剂，嘱其在下次月经前 10 天开始服药。

2 月 20 日三诊：自诉服药 7 天月经来潮，临床症状减轻。守上方 14 剂，仍在下次月经前 10 天服药。

共服上方治疗 4 个月，月经按期而至，临床症状消失，精神饮食及睡眠如常人，情绪稳定。随访 2 年未见异常。

【按语】凡月经周期、经期和经量发生异常，以及伴随月经周期出现明显不适症状的疾病，均称为月经病，是妇科临床多发病。常见的月经病有月经先期、月经后期、月经先后无定期、月经过多、月经过少、经期延长、经间期出血、崩漏、闭经、痛经、经行发热、经行头痛、经行吐衄、经行泄泻、经行乳房胀痛、经行情志异常、经断前后诸证、经断复来等。月经与肾关系密切，"女子以肝为先天"始见于叶天士《临证指南医案》，"淋带"案云："女科病，多倍于男子，而胎产调经为主要。淋带癥泄，奇脉空虚，腰背脊脊，牵掣似坠，而热气反升于上。从左而起，女子以肝为先天也。医人不晓八脉之理，但指其虚，刚如桂、附，柔如地、味，皆非奇经治法。"又，秦天一在"调经"案总结语中云："今观叶先生案，奇经八脉，固属扼要，其次最重调肝，因女子以肝为先天。阴性凝结，易于怫郁，郁则气滞血亦滞。木病必妨土，故次重脾胃。"胞宫的生理病理与冲任二脉是否通盛有直接关系。尽管肾为先天之本，肾气的盛衰决定着天癸的至竭，但冲任二脉的通盛，并不完全取决于肾的作用，其与肝之关系亦十分密切。因肝藏血，主疏泄。肝血旺注于冲脉，则冲盛；肝气条达舒畅，则任通，胞宫始能保持其正常的生理活动。反之，即属病态。月经病发生的主要病机是肝脾肾功能失调，气血不和，导致冲任二脉的损伤。其病因除外感邪气、内伤七情、房劳多产、饮食不节之外，尚须注意身体素质对月经病发生的影响。月经病的治疗原则重在治本以调经。论治过程中，首辨他病、经病的不同。次辨标本缓急的不同，急则治其标，缓则治其本。月经病的治本大法有补肾、扶脾、疏肝、调理气血等。"经水出诸肾"，故调经之本在肾。补肾在于益先天之真阴，以填精养血为主，佐以助阳益气之品，使阳生阴长，精血俱旺，则月经自调。疏肝调经，在于通调气机，以开郁行气为主，佐以养肝之品，使肝气得疏，气血调畅，则经病可愈。调理气血当辨气病、血病，病在气者，治气为主，治血为佐；病在血者，治血为主，治气为佐。气血来源于脏腑，其补肾、扶脾、疏肝也寓调理气血之法。

　　该患者以月经2～3个月一至、后错、延期，伴月经量少、色泽紫暗、夹带血块，头脑昏沉，胸闷气短，腰腹胀痛不适，心情急躁，饮食减退，四肢乏力为主症就诊，属于中医月经后期范畴。月经后期指月经周期推迟7天以上，甚至3～5个月一行。月经后期首见于汉代《金匮要略·妇人杂病脉证并治》温经条下谓"至期不来"。宋代《妇人大全良方·调经门》引王子亨所言"过于阴则后时而至"，认为月经后期为阴盛血寒所致。元代《丹溪心法·妇人》中提出"血虚、血热、痰多"均可导致月经后期的发生。明代《医方考·妇人门》论述月经后期为寒、为郁、为气、为痰。《万病回春·妇人科》认为过期而来，紫黑有块是气滞血瘀。薛己、万全、张景岳等更提出了脾经血虚，肝经血少，气血虚弱，气血虚少，气逆血少，脾胃虚损，痰湿壅滞，以及水亏血少，燥涩而然等月经后期的发病机制。月经后期的病因病机为，冲任血少、经源不足，或冲任阻滞、气血运行不畅，导致血海不能按时满溢。西医学属于功能失调性出血，分为排卵性和非排卵性。排卵性月经后期是因为卵泡期卵泡刺激素分泌不足而卵泡发育迟缓，不能按时成熟致排卵延后，月经后期而至。无排卵性月经失调则是在月经周期中不能形成黄体生成激素/卵泡刺激素高峰，卵巢不能排卵而致月经紊乱，可表现为月经周期延后。本病的病因在中医上有虚实之别。虚者多因肾虚、血虚、虚寒导致精血不足，冲任不充，血海不能按时溢满而经迟；

实者多因血寒、气滞等导致血行不畅，冲任受阻，血海不能如期溢满，致使月经后期而来。本例患者属于青少年，平素心情郁闷，性情急躁，属于肝郁气滞体质，因女子以先天为肝，肝失疏泄，通达失调，长期肝郁，血为气滞，运行不畅，冲任阻滞，血海不能按时溢满而经迟。西医治疗只能用激素调经，可以暂时达到月经来潮，但停药后复发，不能达到治愈的目的，中医审证求因，笔者根据患者的平素体质及临床症状，辨证为气滞血瘀，治疗上主要以活血化瘀，健脾补气调经为主，用三棱、莪术、水蛭、川楝子理气活血；桂枝、艾叶温经通络；四物汤调经；兼以炙黄芪、陈皮、茯苓、焦山楂、炙甘草健脾益气养血。全方共奏理气活血调经，兼以健脾益气而达到标本兼治的目的。

（郭建芳）

痤　疮

龙某，19岁，大一学生。2008年12月21日初诊。

【主诉】满面及胸背多发痤疮4年余。

【病史】患者16岁始见面部及胸背多发性痤疮，甚时成片脓包，瘙痒不适，反复治疗，反复发作，时轻时重，月经前尤甚，曾采用中西药口服及外用药治疗（用药太多记不清）。伴口干口苦，大便干结，2～3天一行，月经推后、量少、色暗红。

【个人史】平素嗜好食辛辣及甜食，学习压力较大。

【体检】舌红苔黄微腻，脉细数。

【诊断】痤疮。

【处方】金银花 30g，野菊花 15g，蒲公英 15g，紫花地丁 15g，板蓝根 10g，夏枯草 15g，白僵蚕 15g，白芍 12g，生大黄 10g，陈皮 15g，焦山楂 12g，茯苓 12g，炙黄芪 9g，甘草 6g。10 剂，每日 1 剂，水煎服。嘱其凉水浸泡 30min，煎煮 30min，连续煎煮 2 遍，合二为一，分 3 次饭后服。并嘱其少食辛辣及甜食。

2019 年 1 月 1 日二诊：自诉服上方 10 剂，原有痤疮萎缩，大便干结好转，未再发新的痤疮。守上方 10 剂。

1 月 11 日三诊：原有的脓包干燥结痂。守上方去生大黄、板蓝根，加桃仁 10g、当归 15g、刺蒺藜 15g。10 剂。

共服上方治疗 40 天，见其面部皮肤光滑，气色好转，月经亦好转。1 年后随访未见复发。

【按语】痤疮乃皮脂腺毛囊淤积性炎症改变。本病例为青春期女性，因"面部及胸背丘疹脓疱结节 4 年余"就诊。属于中医文献中粉刺范畴。中医学认为本病与肺脾关系密切。水湿不化，宣肃失常，溢于头面及胸背；或肺胃积热，循经上熏，血随热行，上壅于胸面。病情日久不愈，久蕴不解，痰瘀互结，丘疹结节反复不愈，故而累累相连。隋代《诸病源候论·面疱候》载："面疱者，谓面上有风热气生疱，头如米大，亦如谷大，白色者是。"明代《外科正宗·肺风粉刺酒渣齄第八十一》载："粉刺属肺，齄鼻属脾，总皆血热郁滞不散所致。"清代《医宗金鉴·外科心法要诀·肺风粉刺》载："次证由肺经血热而成，每发于面鼻，起碎疙瘩，形如黍屑，破出白粉汁，日久皆成白屑，形如黍木白屑。"《素问·生气通天论篇》载："劳汗当风，寒薄为皶，郁乃痤。"患者正值青春期，生机旺盛，营血偏热，血热外壅，气血瘀滞，蕴阻面胸背肌肤而发本病。平素好食辛辣甜食，脾失健运，肺胃积热，循经上熏，血随热行，上壅于胸面，故而丘疹脓疱结节痛痒不适。肺与大肠相表里，肺胃移热于大肠，热盛伤津，病情日久不愈，加之因学习压力大经前可有不同程度的忧郁、焦虑烦躁情绪，甚至情绪失调。肝郁湿阻，气血瘀滞，经脉失畅，月事下行不畅，故而月经推后、量少、色暗红。久蕴不解，痰瘀互结，丘疹脓疱结节反复不愈。当以清热解毒、祛湿散结、排脓生肌为法，遣方中重用君药金银花，《本草拾遗》载："主热毒……浓煎服之。"《本草纲目》载："一切风湿气及诸肿毒，痈疽疥癣，杨梅诸恶疮，散热解毒。"方中生大黄苦寒归脾胃大肠心肝经，泻下攻积，清热泻火解毒，活血祛瘀，治热毒痈肿疔疖。《神农本草经》载："下瘀血，血闭寒热，破癥瘕积聚，留饮宿食，荡涤肠胃，推陈致新，通利水谷，调中化食，安和五脏。"生大黄降泄瘀热，由大便出，与金银花、野菊花、蒲公英、紫花地丁等清热解毒药同用，借其泻通便作用使热毒下泄，清中寓泄，釜底抽薪。陈皮相辅，辛苦温，归脾肺经，协同茯苓理气健脾，燥湿化痰。炙黄芪补气托毒，排脓生肌，《神农本草经》载："主痈疽，久败疮，排脓止痛。"《珍珠囊》载：

"黄芪甘温纯阳其用有五，补诸虚不足，一也，益元气，二也，壮脾胃，三也，去肌热，四也，排脓止痛，活血生血，内托生肌，为疮家圣药。"配焦山楂健脾化积，通气行血，活血化瘀。白僵蚕祛风化痰散结止痛，《本草纲目》载："散风痰结核瘰疬，头风，风虫齿痛，皮肤风疮，丹毒作痒，一切金创，疗肿风痔。"全方共奏清热解毒、祛湿通腑祛瘀之功。

（叶　青）

不 孕 症

何某，女，29岁，工程师。2010年3月24日初诊。

【主诉】结婚4年未孕。

【病史】患者自幼月经不定期，多数时间2～3个月一至，甚时6～8个月一至，月经量少、色泽暗红、夹带血块，白带极少，伴经期小腹疼痛，双侧乳房胀痛不适，形寒肢冷。曾做各项检查均未见明显异常，反复使用黄体酮针剂治疗，也做过3次人工周期治疗，无明显效果。这次月经又是3个月未至，结婚4年一直未孕，双方父母都十分焦急，于2010年1月辞去工作在家备孕。由朋友介绍来笔者处希望服中药治疗。

【个人史】平时脾气急躁，手足不温，容易疲劳，自觉工作压力大。

【体检】舌红苔薄白，脉细弦。彩超提示，双侧乳腺增生，子宫大小正常，卵巢大小正常，双侧卵巢均可见 6 ～ 10 个卵泡，其中最大的 0.6cm×0.4cm。甲状腺素、性激素水平偏低。MRI 增强提示，垂体腺未见明显异常。

【诊断】不孕症。

【处方】红参 8g，鹿茸 3g，盐菟丝子 15g，覆盆子 15g，醋五味子 15g，枸杞子 15g，盐车前子 15g，淫羊藿 15g，丹参 15g，黄柏 12g，陈皮 15g，茯苓 12g，焦山楂 15g，炙甘草 6g。14 剂，每日 1 剂，水煎服。嘱其凉水浸泡 30min，煎煮 30min，连续煎煮 2 遍，合二为一，分 3 次饭后服。

4 月 7 日二诊：自诉服药 14 天，怕冷症状好转。

4 月 21 日三诊：服药 28 天，见到少许月经。服药 3 个月，月经来潮 3 次，但经量很少，白带较前增多。

共服药治疗 6 个月，月经按月而至、量可、色泽可、6 天干净，精神、饮食及睡眠均好转，体力增加，白带正常。于 2011 年 3 月怀孕，顺产一男婴重 4kg。

【按语】不孕指女子婚后夫妇同居 1 年以上，配偶生殖功能正常，未避孕而未受孕的一种病症。近年来，由于生活节奏的加快以及生育年龄的延迟等因素，不孕症的发病率呈持续增高状态，为妇科的常见疾病。关于该病发病的原因有很多，常见的女性不孕因素有，阴道因素、宫颈因素、子宫因素、卵巢因素、内分泌因素、先天性因素以及营养障碍、代谢异常等，以上因素是造成女性不孕的重要原因。

女子不孕症有先天性生理因素和后天性病理因素两大类。先天性因素古人有"五不女"之说，即螺（无子宫）、纹（阴道狭小或缺陷）、鼓（处女膜闭锁）、角（阴蒂过长）、脉（终身无月经或月经不调），这些大多是药物治疗所不能解决的，而后天性因素则是可以得以纠正的。中医学认为女子不孕多由先天禀赋不足、房事不节、肾精不充、冲任脉虚，或肾阳不足、胞宫虚冷，或素体虚弱、阴血不足、胞脉失养；或情志不畅、肝气郁结、气血失和，或素体肥胖、恣食膏粱厚味、脾肾阳虚、蕴生痰湿、气机阻滞、冲任不通，或血瘀凝结等引起。

肾藏精、主生殖，为先天之本，天癸之源，是月经产生的动力。肾气的盛衰决定着天癸的至、竭，从而决定了月经的潮、止；且肾藏精，精化血，精血同源相互滋生，是为月经来潮的物质基础。正所谓"经水出诸肾"。而月经正常与否与受孕相关，《女科精要》载"是故欲求子者，必先审妇之月经调否"，《女科正宗》载"男精壮而女经调，有子之道也"，均说明月经正常是构成胎孕的先决条件。肾气旺盛，天癸充足，精血充沛，任通冲盛，月事如期，两精相搏，才能成孕。反之，若肾精亏少，肾气不足，天癸乏源，冲任、胞脉失养，血海不充，经水逾期不至，则种子受阻，或胎元不成，而不能有子。女子贵乎经调，只有精血充沛，任通冲盛，月事如期，两精相搏，才能受孕。

《傅青主女科·妊娠》载："脾为后天，肾为先天，脾非先天之气不能化，肾非后天之气不能生。"脾为后天之本，主运化水谷精微，化生气血，肾精须依赖脾运化之血滋养，才能充盛；若脾失健运，则精亏血少。肝藏血，主疏泄；肾藏精，主闭藏，肝肾同源，精血互生，藏泄协同，气机调畅，若肝血不足，则精血亏少。很多女性因工作压力大，易情志不畅、肝失疏泄、气机郁结，郁久化火，暗耗气血，而致精亏血少。

此案患者因先天禀赋不足，致肾虚精亏，冲任匮乏，血海空虚，无血可下；加之平素性情急躁，肝郁气滞，冲任失调，血海不能按时满溢，故月经不定期；肾阳不足，脾阳根于肾阳，命门火衰，阳气不达，阳虚生寒，虚寒内生，故手足不温、形寒肢冷。治宜补肾填精，益气健脾。方以五子衍宗丸加减治疗。五子衍宗丸出自《丹溪心法》，由菟丝子、枸杞子、车前子、五味子、覆盆子组成，此五味药均属植物中多种子、繁殖力极强的药物，具有明显的补肾填精促孕作用。辅以鹿茸补肾助阳，以阳中求阴，加强药力鼓动肾气，使肾气充实，肾精丰满；红参甘温益气、健脾养胃，使气血生化有源；佐以陈皮、焦山楂、茯苓、炙甘草健脾益气补虚，且使众补药补而不滞，滋而不腻；丹参活血化瘀、疏通冲任气血；黄柏清热滋阴降火，以防补药过于温热。诸药合用，共奏补肾填精、益气健脾之功，使冲任得滋，胞宫充盈，血海按时满盈，经水调畅，则可受孕。

（王　娇）

胸 痹

邓某，女，46 岁，工人。2014 年 8 月 18 日初诊。

【主诉】心胸憋闷，气短懒言，动则加剧 3 年余。

【病史】患者自觉心胸憋闷、气短懒言，动则加剧 3 年余，近半年来加重，见阵阵胸闷气短，心悸不安，手足不温，面色㿠白，失眠多梦伴不欲饮食，周身乏力，月经 3 ~ 6 个月一至、量少、色暗红，白带减少。在当地医院断续服用中西药治疗，用药太多记不住，均未见明显好转。于 2014 年 4 月到协和医院就诊，诊为先天性心脏病，房室间隔缺损，心率减缓，因惧怕手术而到笔者处求中医治疗。

【个人史】性格开朗，嗜好甜食，体型较胖。

【体检】舌红苔薄白，脉沉细而缓。彩超提示，先天性心脏病，房室间隔缺损。心电图提示，ST 段改变。

【诊断】胸痹。

【处方】瓜蒌 15g，薤白 20g，桂枝 6g，桃仁 10g，红花 10g，川芎 10g，酸枣仁 15g，制远志 12g，生牡蛎 15g，厚朴 12g，石菖蒲 12g，陈皮 15g，茯苓 12g，炙甘草 10g。7 剂，每日 1 剂，水煎服。嘱其凉水浸泡 30min，煎煮 30min，连续煎煮 2 遍，合二为一，分 3 次饭后服。

8月25日二诊：自诉服上方第3天诸症开始好转，心慌气短好转，精气神均亦好转。守上方10剂。

9月5日三诊：自觉服上方半个多月，气色好转，体力增加，可以做一些家务劳动。守上方10剂。

共服上方治疗3个月自觉诸症消失如常人。可以正常上班工作。2016年3月25日随访，近半年多未服药，也未见不适，精神、饮食及睡眠、心情好，月经按期而至。

【按语】喻嘉言曰："胸中阳气，如离照当空，旷然无外，设地气一上，则窒塞有加，故知胸痹者，阴气上逆之候也。"由此可见，其发病基础是心气心阳不足，而痰瘀等邪气均由此派生而来，故病机特征是心气心阳亏虚为本、痰瘀为标。张仲景认为，胸阳不足是胸痹发生的病理基础，"阳微阴弦"为胸痹的病机，即上焦阳气不足，下焦阴寒气盛，刻意强调"阳微"即寸口脉沉而细，系指上焦阳气不足，胸阳不振，责其极虚也。"阴弦"即尺脉弦紧，指阴邪内盛，水饮停聚，上泛胸中而致胸痹心痛。该患者年近半百，心气虚衰，胸阳失煦，血脉失其鼓动，不荣则痛；气虚日久阳气虚衰，血行瘀滞，心失所养，故见胸闷气短，心悸；针对本病本虚标实，虚实互呈，治以益气温阳，活血化痰，标本同治。

药用瓜蒌、薤白，开胸中痰结，利气宽胸；桂枝温阳，尤善通心阳，并引药上行，加强温阳祛瘀行气止痛的作用。但此乃宿疾，单用经方，药力尚显单薄，扶正之力不足，祛邪之功稍浅，难取速效，故加以茯苓、陈皮益脾补中、宁心安神；桃仁、红花、川芎活血化瘀、行气通络；厚朴行气宽中；制远志、酸枣仁益气养心安神，并避免温通之品耗伤心阴之虞；生牡蛎重镇安神；石菖蒲开心窍；炙甘草调药和中。诸药合用共奏益气温阳，活血化痰之功。全方以通为主，通补兼施，补而不助其壅，通而不损其正，共奏益气养心温阳、活血化痰，兼以行气之功。邪正兼顾，标本兼治，故病可愈。

《中医内科学》中治疗胸痹心阳不振型，即选用瓜蒌薤白桂枝汤，这是经典之方，笔者继承且灵活运用经方，取得了很好的效果。中医学认为，在"辨证论治""整体观念"基础上，在对疾病产生"对因治疗"作用的同时，更具有调整，改善人体脏腑，气血功能的整体作用，心痛之所作，不外心脉拘急，血气不通所致。古人云"通则不痛"，通者理气、活血、解郁、散寒、通阳也。考《金匮要略》所言之胸痹，多责之胸阳不足，阴寒阻滞。血脉须倚温煦以运行也。若胸阳不足或胸阳被郁，均可导致浊阴上逆，阻遏清阳。本病的治疗，针对本虚标实之病机宜通补兼施，标本兼治。针对本虚，当用补法；标实，当用通法。"通补二法为治胸痹之大法"，其运用上补多或通多，则根据本病的不同发展阶段、本虚标实的缓急轻重而辨证施治、选方用药。笔者认为，胸痹发作期以宣痹通阳，活血祛瘀为主；缓解期则以补气养阴通阳为主，佐以活血祛瘀。本方从瓜蒌薤白桂枝汤加味而来。现代药理认为，瓜蒌可增加冠状动脉血流量。其不同部位扩张冠状动脉的作用强度：瓜蒌皮＞瓜蒌霜＞瓜蒌子＞瓜蒌仁＞瓜蒌壳。瓜蒌有抗心律失常的作用；桃仁、红花、川芎有明显增加冠状动脉血流、改善心肌收缩力的作用；薤白具有抗动物实验性动脉粥样硬化的作用，还有抗血小板聚集的作用。

（杨晓艳）

支气管哮喘

王某，女，13岁，学生。2010年10月6日初诊。

【主诉】胸闷气短，咳喘不安，不能平卧年余。

【病史】患者于3岁时患支气管哮喘，每逢天气变化即会感冒，每逢感冒必发热。虽经多方治疗仍渐见加重。近1年来，频繁发作，住院治疗6～7天，上学3～4天，再住院治疗，周而复始分不清头尾，持续用药，不能间断，甚时给氧。每用青霉素、氨苄西林、头孢菌素，地塞米松加平喘药物治疗，仍见时轻时重，学习成绩下降。这次又见胸闷气短、咳喘、咳吐稀白痰、喘息不安、张口抬肩，昼轻夜重，不能平卧，少气无力，头面及四肢虚浮，大便干燥，无明显寒热。又到某部队医院治疗12天好转出院，即来笔者处希望用中药巩固治疗。

【个人史】自幼体质虚弱，性格一般，食欲不振，嗜辛辣及甜食。12岁时月经初潮，而后一直不定期。

【既往史】有气管炎病史 10 年余。

【体检】舌质红苔白而少，呈地图状分布，脉细滑数，两肺均可闻及干湿啰音及哮鸣音，以肺底为甚。

【诊断】支气管哮喘。

【处方】细辛 4g，半夏 10g，五味子 15g，干姜 12g，桂枝 6g，白芍 10g，炙麻黄 9g，僵蚕 12g，厚朴 10g，桃仁 9g，杏仁 9g，前胡 15g，陈皮 10g，茯苓 10g，生甘草 6g。7 剂，每日 1 剂，水煎服。嘱其凉水浸泡 30min，煎煮 30min，连续煎煮 2 遍，合二为一，分 3 次饭后服。停用一切西药和激素，忌食生冷、辛辣刺激食物以及甜食。

10 月 13 日二诊：服上方 4 剂咳喘减轻，服上方 7 剂，咳吐痰量减少，可以平卧。守上方 7 剂。

10 月 20 日三诊：自诉伴随症状基本消失，病情稳定，精神、饮食及睡眠明显好转。守上方 10 剂。

10 月 30 日四诊：自诉服上方 24 剂，期间未用激素，未发作，头面及四肢虚浮水肿消失，精神饮食及睡眠如常人，面色红润，肌肉结实，体力增加，月经常按期而至，能正常上学。

至 2011 年 2 月 9 日共服药 120 天，未用一片西药，未见复发，学习成绩跃居全班第七名。而后，每年春、秋气候变化较大时，服用中药调理 2～3 周，以固其本，至今 6 年随访未见复发。

【按语】此案患者幼时 3 岁即患支气管哮喘，以后每遇天气突变便发作，发作时胸闷气短、咳喘、咳吐稀白痰、喘息不安、张口抬肩、昼轻夜重、不能平卧、喉中哮鸣有声，此为哮喘病的基本证候特征，中医辨证为哮证发作期——冷哮。病机为寒痰伏肺，肺气阻闭，治则温肺散寒，化痰平喘。方用小青龙汤加减，小青龙汤为《伤寒论》之方剂，有解表散寒、温肺化饮、止咳平喘之功效，主治外感风寒，寒饮内停之证。《伤寒论·辨太阳病脉证并治》载"伤寒表不解，自下有水气，干呕，发热而咳，或渴，或利，或噎，或小便不利，少腹满，或喘者，小青龙汤主之""伤寒，心下有水气，咳而微喘，发热不咳。服汤已渴者，此寒去欲解，小青龙汤主之"。《难经·四十九难》载"形寒饮冷则伤肺"。患者每遇外感风寒即触发哮喘发作，发作时症见呼吸急促、胸闷而喘、咳吐稀白痰、喘息不安、张口抬肩、昼轻夜重、不能平卧、少气无力、头面及四肢虚浮，实为外感寒邪，水饮内停之证。

本方从药物组成来看，是麻黄汤、桂枝汤合方（剂量与原方小异，与桂枝麻黄各半汤相去甚远），去杏仁、生姜、大枣，加干姜、细辛、半夏、五味子而成。意在辛温解表，以散外感之风寒，辛散温化，而化内停之水饮。炙麻黄为本方之主药，有发汗、平喘、利水之功，是一物而三任，与桂枝为伍，以增强通阳宣化之功。桂枝配白芍，调和营卫。干姜、细辛为臣，温肺化饮，兼助麻、桂解表祛邪。然而素有痰饮，脾肺本虚，若纯用辛温发散，恐耗伤肺气，故佐以五味子敛肺止咳。白芍和营养血。半夏燥湿化痰、和胃降逆。患者久病体虚，头面及四肢虚浮，舌红苔白，脉细数而滑均为一派虚寒之象，又并发外感寒邪，阴极而阳微，正宜桂枝调营卫，通阴阳，故加用桂枝、厚朴、杏仁，仲景《伤寒论》明言："喘家作桂枝汤，加厚朴杏子佳。"条文虽未提及哮证，然温肺散寒平喘，僵蚕解痉舒缓气道，则痰易咯出。久病必有血瘀，故见月经不定期，加桃仁活血化瘀，陈皮、茯苓健脾渗湿化痰，加半夏而为二陈汤，共奏燥湿化痰、理气和中之效，诸症自除。

（蔡　星）

重症带状疱疹

龙某，男，55岁，干部。2010年3月28日初诊。

【**主诉**】颈胸大面积疱疹7天。

【**病史**】患者1周前从右侧颈部到锁骨到前胸部，出现大面积红色疱疹，深度皮损，伴头痛，颈部及胸部烧灼样疼痛，且越来越严重，致不能入睡，方来笔者处就诊。

【**个人史**】患者平素身体状况较差，免疫力较低，嗜好饮酒。

【**诊断**】重症带状疱疹。

【处方】金银花 30g，野菊花 15g，蒲公英 15g，紫花地丁 15g，板蓝根 30g，夏枯草 15g，蜈蚣 6g，白僵蚕 15g，白芍 12g，生大黄 8g，延胡索 15g，茵陈 10g，陈皮 15g，茯苓 12g，甘草 6g。7 剂，每日 1 剂，水煎服。嘱其凉水浸泡 30min，煎煮 30min，连续煎煮 2 遍，合二为一，分 3 次饭后服。

另：蛇床子 30g，地肤子 30g，苦参 30g，野菊花 15g，赤芍 15g，当归 15g，僵蚕 15g，蝉蜕 15g，防风 15g，牡丹皮 20g，黄柏 15g，川牛膝 15g，甘草 6g。4 剂，每日 1 剂，煎煮 1h，纱布过滤药液，而后用此药液浸泡消毒纱布块外敷，每日 3～4 次。并嘱其注意休息，忌饮酒，忌食生冷、辛辣刺激食物及甜食。

4 月 3 日二诊：以上方治疗 7 天，见疱疹控制在原范围，未再扩大，疼痛明显减轻。守上方 7 剂。

4 月 10 日三诊：见大部分疱疹从鲜红到暗红，小部分疱疹结痂，疼痛基本消失，饮食、睡眠好转。守上方 7 剂。

4 月 17 日四诊：见其疱疹大部分结痂脱落，脱落部分的皮肤色泽接近正常。

【按语】本例患者因"颈胸右侧大面积簇集状丘疱疹伴疼痛 7 天"就诊，疾病归属蛇串疮范畴，西医诊断为带状疱疹，是一种由水痘－带状疱疹病毒引起的急性疱疹性皮肤病。中医文献中有火带疮、蛇丹、蜘蛛疮、缠腰火丹、缠腰、蛇串疮等。明代《证治准绳·疡医》载"火带疮,亦名缠腰火丹";隋代《诸病源候论》载"甄带疮者缠腰生,状如甄带,因以为名"。该病临床以突然发生簇集性水疱,排列成带状,沿一侧周围神经分布区出现,伴有刺痛和烧灼样痛,局部淋巴结肿大为特征,患病后一般不再复发。《医宗金鉴·外科心法要诀》将本病病因归结为风湿热。该患者为中老年男性,平素身体状况较差,免疫力较低。因嗜好饮酒,脾失健运,蕴湿化热,湿热内蕴,外溢皮肤而生丘疱疹,年老体弱者血虚肝旺,复感染毒邪,湿热火毒蕴积肌肤,故而有瘀点血疱和溃疡坏死,舌红苔黄腻脉滑数。湿热毒盛,气血凝滞,以致疼痛剧烈,病程迁延,内调外敷1个月方才痊愈。

方中重用金银花,金银花甘寒,清热解毒散热消痈,为治一切痈肿疔疮阳证的要药。《本草纲目》载:"一切风湿气,及诸肿毒,痈疽疥癣,杨梅诸恶疮,散热解毒。"与野菊花同起引药上行之功,配伍蒲公英、板蓝根、紫花地丁,此为五味消毒饮组成,专攻疗疮肿毒,红肿热痛,坚硬根深者,清热解毒,消肿散结。生大黄与金银花、蒲公英、紫花地丁等清热解毒药同用,借其泻下通便的作用使热毒下泄,清中寓泄,釜底抽薪。茵陈利胆退湿热。延胡索、陈皮疏肝舒筋活络止痛。蜈蚣、白僵蚕攻毒散结、祛湿止痛,《玉楸药解》载"穿筋透骨,逐湿除风"。外洗方蛇床子、黄柏、苦参清湿热祛风敛疮,《神农本草经》载"苦参主心腹气结,癥瘕结聚"。川牛膝通经络活血化瘀。全方共奏清热解毒、祛湿通经止痛之效。外洗方同效。

（叶　青）

传染性软疣

陈某，女，24岁，工人。2013年10月27日初诊。

【主诉】面部及颈部皮肤粟粒样丘疹半年余。

【病史】患者半年前发现面部和颈部高出于皮肤的数个粟粒大小的丘疹，渐发至全身，伴有皮肤瘙痒和多处皮损，曾在两家三甲医院皮肤科诊为传染性软疣，均以西药内服外用治疗4个多月，皮损有增无减，因怕传染而推迟婚期。经他人介绍前来笔者处希望用中药治疗。症见皮损为水疱样实性半球形小体，大如豌豆，小如粟粒，基底部为红色节结状，中央呈白色点状脐窝，并且有蜡样光泽，以颈部和前胸为甚密集成片，面部、腹部及臀部均为散在，伴皮肤瘙痒，精神及饮食如常。笔者用消毒注射针头挑破皮损，挤出饭粒样物体。

【体检】舌红苔黄腻，脉沉细。

【处方】金银花30g，野菊花12g，蒲公英15g，黄柏30g，牡丹皮20g，蜈蚣6g，白僵蚕15g，防风12g，川牛膝15g，蝉蜕15g，当归15g，陈皮15g，茯苓12g，甘草6g。4剂，每日1剂，水煎服。嘱其：凉水浸泡30min，煎煮30min，连续煎煮2遍，合二为一，分3次饭后服。

另：蛇床子30g，地肤子30g，苦参30g，野菊花15g，赤芍15g，当归 15g，僵蚕 15g，蝉蜕 15g，防风 15g，牡丹皮 20g，黄柏 15g，川牛膝 15g，甘草 6g。4 剂，水煎 1h，纱布过滤药液外洗，每日 2～3 次。并嘱其适当休息，忌食生冷、辛辣肥甘及刺激食物。

10 月 31 日二诊：以上方治疗 4 天，见皮损干燥结痂，皮肤瘙痒明显减轻。守上方 5 剂。

11 月 5 日三诊：见皮损结痂脱落，瘢痕如同正常皮肤一样抚平，色泽无异。

以上方治疗 9 天全愈，并无瘢痕可见。

【按语】传染性软疣是一种常见的传染性病毒性皮肤病，系由痘类病毒引起，通过直接接触或污染物传染，人是唯一的天然宿主。其临床以半球状隆起，中央脐窝状凹陷、蜡样光泽、可挑出白色乳酪样物质为特征，病程慢。中医文献中称传染性软疣为鼠乳，隋代《诸病源候论》载"鼠乳者，身面忽生肉，如鼠乳之状"，当属气血失和，腠理不密，风热挟湿毒蕴积肌肤，风毒痰湿搏结所致，故治当以疏风化湿解毒散结之法。金银花为君药，配伍野菊花、蒲公英解风热之毒；蜈蚣、白僵蚕攻毒散结，祛湿通络；川牛膝活血化瘀通经络。全方共奏解毒祛风湿、消痰通络散结之效。外洗方同效。

（叶 青）

急性荨麻疹

刘某，女，20岁，护士。2010年10月21日初诊。

【主诉】周身皮肤风团伴瘙痒15天。

【病史】患者自诉半个月前因吃羊肉串而致面部及周身皮肤瘙痒，搔抓后即见大片水肿性红斑，尤以面部、颈部及胸背部为甚，因面部浮肿而面目全非。水肿性红斑此起彼伏，瘙痒剧烈。曾在市内三家医院就诊，均诊为急性荨麻疹。给予氨苄西林、地塞米松静脉滴注，口服抗过敏药氯雷他定片治疗，风团有增无减，色泽渐变暗红，伴低热，腹痛腹泻，不欲饮食。用呋喃唑酮等药治疗均未奏效，全家人寝食不安，焦急万分，方于21日以腹胀腹痛、不欲饮食来笔者处就诊。见其周身有形态不规则大小不一的红色风团，以面部、颈部及胸背部为甚，此起彼伏，瘙痒剧烈。

【个人史】自幼为过敏体质。

【体检】舌红苔黄腻，脉滑数。

【中医诊断】瘾疹湿热证。

【西医诊断】急性荨麻疹。

【治则】清热祛湿，祛风止痒。

【处方】黄柏15g，赤芍12g，当归15g，藿香6g，金银花30g，连翘12g，蝉蜕12g，防风12g，大黄10g，甘草6g。3剂，每日1剂，水煎服。嘱其凉水浸泡30min，煎煮30min，连续煎煮2遍，合二为一，分3次饭后服。适当休息，清淡流质饮食，忌食生冷、辛辣肥甘及刺激食物，忌食鱼腥发物。

10月24日二诊：自诉服上方3剂，诸症减轻，肤色好转。守上方4剂。

10月28日三诊：见其所有不适症状消失，精神及饮食正常，风团尽退，原来容貌十分俊俏，未再用药，全家人皆大欢喜。

1个月后随访无任何不适。

【按语】荨麻疹是一种风团时隐时现的瘙痒性过敏性皮肤病。中医文献中有瘾疹、风瘖等名称，因其时隐时现，抓之即起，而名瘾疹。又因起疹形如豆瓣，堆累成片，故称风瘖。《素问·四时刺逆从论》载"少阴有余，病皮痹瘾疹"。汉代《金匮要略》指出了发病原因，"中风历节病篇"载"肺气中经，则身痒而瘾疹"；"水气病篇"载"风气相搏，风强则为瘾疹，身体发痒"。隋代《诸病源候论·风瘖候》则进一步指出病机，"夫人阳气外虚则多汗，汗出当风，风气搏于肌肉，与热气并则生瘖，状如麻豆，甚则渐大"。宋代《三因极一病证方论·瘾疹证治》

已注意到内因，如"内则察其脏腑虚实，外则分寒暑风湿"。明代《证治要诀疬毒门》中指出食物的因素，如食鸡肉及獐、鱼动风等物能导致本病发作。清代《疬医大全斑疹门主论》指出病因病机"胃与大肠之风热亢盛之机，内不得疏泄，外不得透达，怫郁于皮毛腠理之间，轻者为疹""两阳合明，其火自盛……热极反兼风化，或客风鼓动内火，其病发于心肺二经"。在治疗方面，《疬医大全》提出"疏风，散热，托疹"的治疗原则，清代《外科大成》提出"凉血润燥，慎用风热药"的经验。

该例患者因过食羊肉等荤腥动风发物，肠胃受损，湿热内生，逗留肌肤。加之禀赋不耐，复感风邪，郁于皮毛腠理之间。故出现水肿性红斑，风气相搏，瘙痒剧烈。湿热之邪阻及肠胃，故腹痛腹泻，不欲饮食。金银花为君药，金银花、连翘透表祛风；蝉蜕、防风疏风透表；藿香芳香化湿浊；大黄、黄柏清火泄热通便荡涤湿热；赤芍、当归活血祛瘀、疏经祛风；甘草解毒调和诸药。全方共奏清热祛湿、祛风止痒之效。

（叶　青）

烟　雾　病

尚某，男，47岁，工人。2015年8月7日初诊。

【主诉】记忆丧失年余。

【病史】患者于2014年7月因房屋拆迁补偿不如意，心中郁闷，闷闷不乐，渐至记忆丧失，不识字、钱、人、路，甚时什么也不知道。饮食可，睡眠可，大便稀溏每日 3 ～ 5 次。曾在当地三甲医院住院治疗年余，未见明显好转。于 8 月 7 日由其妻子陪伴前来笔者处希望以中药治疗。症见记忆力丧失，逻辑思维缺失，目光呆滞，视物昏花，不知饥饱。

【既往史】无特殊病史。

【个人史】平素性格内向，脾气暴躁，嗜好烟酒。

【体检】舌红苔薄黄，脉弦滑。复查 MRI 提示，左侧顶枕叶脑软化灶，并伴周围胶质增生，双侧基底节及辐射冠区陈旧性腔梗及脑缺血斑，符合烟雾病颅内血管表现。其余各项检查均未见异常。

【诊断】烟雾病。

【处方】青礞石 30g，蜈蚣 2 条，姜厚朴 12g，炒酸枣仁 15g，制远志 12g，生牡蛎 30g，清半夏 10g，生大黄 8g，桃仁 10g，红花 10g，水蛭 10g，当归 15g，陈皮 15g，神曲 10g，生甘草 6g。14 剂，每日 1 剂，水煎服。嘱其凉水浸泡 30min，煎煮 30min，连续煎煮 2 遍，合二为一，分 3 次饭后服。

8 月 21 日二诊：患者自己前来就诊，自诉服上方后自觉诸症好转，头脑清醒一些，能记起一些事情。守上方 14 剂。

9月4日三诊：能记起一些事情，心情平静一些。守上方14剂。

服上方2个月，病情好转，并应聘某小区保安工作，但仍记不住进入小区的车牌号及人员，视物昏花仍存。服上方4个月自觉病情稳定，症状消失，精神、体力恢复正常，能认识钱，但分不清以万为计数单位的数字。服上方治疗半年后，基本如常人，工作稳定。

【按语】烟雾病是颈内动脉虹吸部及大脑前动脉、大脑中动脉起始部进行性狭窄或闭塞，颅底软脑膜动脉、穿通动脉形成烟雾状细小密集吻合血管网为特征的异常脑血管疾病，又称脑底异常血管网病或脑底动脉闭塞症，临床以脑血管闭塞引起的脑缺血或颅底异常血管网破裂出血为特征。临床根据患者个体情况选择治疗方法，以对症治疗及旁路手术治疗为主，进而促进侧支循环形成改善脑供血，但对手术的技术及时机要求很高，且有一定风险。因此中医药治疗烟雾病就有其明显的优势，如安全、副作用少、疗效确切。

中医学没有关于烟雾病的记载，但据其临床表现和发病特点，本病与中医学的中风、中经络、薄厥等病似有联系。《临证指南医案·中风》华岫云按载："肝为风脏，因精血衰耗，水不涵木，木少滋荣，故肝阳偏亢，内风时起。……或风阳上偕，痰火阻窍，神识不清。……若肢体拘挛，半身不遂，口眼㖞斜，舌强言謇，二便不爽，此本体先虚，风阳夹痰火壅塞，以致营卫脉络失和。"《素问·生气通天论》载："阳气者，大怒则形气绝，而血菀于上，使人薄厥。"说明本病的发生与饮食、精神刺激、劳累等因素有密切关系。根据《素问·调经论》气血并逆之说，结合《素问·玉机真脏论》载："春脉如弦……其气来实而强，此谓太过……太过则令人善忘（怒），忽忽眩冒而巅疾也。"提示病变既有先天禀赋不足的因素，也与后天失养有关，致使阴不制阳，风阳内动，痰瘀壅塞，清窍闭阻。

该病主要与顽痰、瘀血有关。患者长期心生郁闷导致肝气郁滞，心血暗耗，灼耗水饮，化生顽痰；同时气血运行受阻，进而血行痹阻，暗生瘀血。痰蒙心窍，瘀阻心络，从而扰动心神，心脑相通，从而脑络受损。治疗上以化顽痰、祛瘀血为主。

方中青礞石、姜厚朴、清半夏、陈皮理气化痰，主化顽痰；生大黄、桃仁、红花、当归活血化瘀，使血脉脑络通畅；炒酸枣仁、制远志、生牡蛎重镇安神定志，使受损脑络得到修复。另外，因络脉病久位深，用蜈蚣、水蛭入血分，破瘀血，搜剔血络中之伏邪死血，再通脑络之用。笔者治疗该病，以理气为先导，豁痰化瘀、重镇安神并行，同时善用虫类药破瘀通络，从而稳定了患者的病情，提高了患者的生活质量。

（周肃陵）

❀ 惊吓失语

葛某，女，19岁，待业。2014年7月9日初诊。

【主诉】失语 3 天。

【病史】患者从乡下到在城里工作的姐姐家玩，前天晚上 10 点 30 分，独自一个人在姐姐家睡觉并且睡得很深，待姐姐、姐夫从外面回家时，使劲敲门也无人应声，姐姐、姐夫担心出事，就将门砸开，开灯时，患者见房间灯突然一亮，惊恐呆坐在床上，即说不出话来，问话时心里明白但发不出声，头脑清醒，可以用笔写出要说出的话，伴心情烦躁，无缘无故发脾气，胆小害怕，悲伤欲哭。月经正常，大小便正常。

【个人史】平素性格开朗，脾气急躁，胆小，嗜食辛辣。

【既往史】无此类疾病发作史。

【体检】舌质红苔薄白，脉沉细。

【诊断】惊吓失语。

【处方】枳实 9g，竹茹 15g，厚朴 9g，半夏 6g，石菖蒲 10g，酸枣仁 10g，制远志 9g，桃仁 9g，艾叶 9g，肉桂 4g，陈皮 9g，茯苓 10g，甘草 4g。7 剂，每日 1 剂，水煎服。嘱其凉水浸泡 30min，煎煮 30min，连续煎煮 2 遍，合二为一，分 3 次饭后服。

7 月 16 日二诊：自诉服药第 1 天开始好转，可以发出低微的声音，第 3 天即能正常说话，第 7 天所有症状基本消失，精神、饮食及睡眠正常，稍觉心烦。守上方 7 剂。

7 月 23 日三诊：自诉一切如常人，未再用药。

3 年后随访未见异常。

【按语】对于创伤应激障碍这类疾病，很多人以为是心血亏虚，用天王补心丹、柏子养荣丸、归脾汤都没有效果，其实病因为患者受到惊吓，笔者认为用温胆汤更加对症。很多人胆子小，甚至不敢一个人乘电梯，电梯上升也会害怕，不敢独自待在黑暗的房间里，还会出现幻听、幻嗅，此类患者符合温胆汤体质。当然有幻觉的时候要排除脑内肿瘤或精神分裂症，不过温胆汤也是治疗精神分裂症的常用方，很多精神分裂症的病机是痰迷心窍。此患者脾气急躁，胆小，嗜食辛辣。因惊吓后出现失语，舌质红苔薄白，脉沉细。考虑为痰扰少阳引起的失语。再者"百病皆由痰作祟"，气滞易生痰涎，同样，痰涎作为有形实邪也易壅塞经络，加重气滞不通，从而变生多种症状。温胆汤化痰力强，可以祛除痰涎实邪、疏通经络，有利于气机升降出入恢复正常。温胆汤中以半夏为君药，半夏"辛温善散，辛能理气开郁，温能攻表和中，所以风、寒、暑、湿四气相搏，郁滞不清，非半夏不能和，七情、六郁、九气所为，结塞于中，非半夏不能散"（《本草汇言》）。臣药有陈皮、茯苓、枳实、竹茹，陈皮辛苦，健脾理气和胃；茯苓淡渗；枳实苦降，下气消痞；竹茹更为"下气止呃之药也"（《本草汇言》）。佐使药为姜枣，以健脾和胃的姜枣为辅，全方以化痰为主，以降气为纲。

因此，温胆汤可以通降胃气，以利胆气，从而疏解肝胆之郁，起到调畅全身气机的作用。

综合全方，半夏、陈皮偏温；竹茹、枳实偏凉，温凉兼进，令全方不寒不燥，理气化痰以和胃，胃气和降则胆郁得舒，痰浊得去则胆无邪扰，如是则复其宁谧，诸症自愈。再加入石菖蒲加制远志的药对，其为中医"安神益智，化痰开窍"的经典药对，常用于痰浊蒙蔽心窍所致的神志不清、昏聩不语、惊痫、癫狂等，或痰浊气郁影响神明所致心悸、善忘、失眠、惊恐、耳聋、目瞀等。石菖蒲辛温、芳香利窍，善宣气豁痰、开窍宁神、化湿和胃；制远志辛苦微温，长于祛痰开窍、安神益智、消散痈肿。二药相须为用，作用更强，能使痰浊消散不蒙心窍而神志清明，自古以来常用于"善忘"等疾病的治疗。

（李宝华）

精神紧张性白细胞升高

罗某，女，44岁，会计。2011年3月28日初诊。

【主诉】白细胞升高半月余。

【病史】患者于2月因搬家劳累，于3月10日自觉头晕眼花，整日头脑昏昏沉沉，眼目干涩，有时脑子一片空白，伴心情烦躁、心慌气短、饥饿感、周身疲乏无力、小便频、咳吐黏痰等症，但无寒热。3月

16 日在某医院就诊，各项检查均未见异常，仅见其血常规提示，白细胞 $27.9 \times 10^9/L$，中性粒细胞 86%，淋巴细胞 14%。白细胞升高原因待查，用青霉素 800 万 U、氨苄西林 6g，静脉滴注，治疗 14 天，期间 4 次复查血常规均见白细胞居高不下，而改用头孢菌素 4g 静脉滴注治疗 4 天，至 3 月 28 日复查白细胞 $13.5 \times 10^9/L$，中性粒细胞 87%，淋巴细胞 13%，临床症状加重。后经同事介绍来笔者处就诊。

【个人史】经详细询问病史，得知该患者平素性情急躁，爱生闷气，嗜食辛辣肥甘，既往有神经性头痛，反复发作 6 年，更重要的是患者父母亲死于 48 岁，哥哥死于 48 岁，姐姐也死于 48 岁，均为患普通疾病去世，故随时有生命之忧。此次因疲劳后稍有不适，即见精神紧张而发病。

【体检】舌红苔黄腻，脉沉细，血压 90/60mmHg。经胸部 X 线片、心电图、彩超、血液生化、MRI 等检查均未见异常。

【诊断】精神紧张性白细胞升高。

【处方】枳实 12g，竹茹 15g，厚朴 10g，半夏 10g，石菖蒲 12g，酸枣仁 15g，制远志 12g，生牡蛎 30g，桃仁 10g，艾叶 10g，肉桂 4g，陈皮 15g，茯苓 12g，甘草 6g。7 剂，每日 1 剂，水煎服。嘱其，凉水浸泡 30min，煎煮 30min，连续煎煮 2 遍，合二为一，分 3 次饭后服。

4 月 3 日二诊：自诉服药第 4 天，临床病症大减，白细胞降至

11.3×10^9/L，中性粒细胞 82%，淋巴细胞 18%。服药 7 天临床症状基本消失，复查见白细胞 5.7×10^9/L，中性粒细胞 87%，淋巴细胞 13%。守上方 7 剂。

4月 10 日三诊：自诉服上方 12 天，自觉无明显不适，精神饮食及睡眠好，体力增加，复查见白细胞 6.4×10^9/L，中性粒细胞 76%，淋巴细胞 24%。至此停药。

而后每间隔 3 个月，4 个月，5 个月，6 个月连续 4 次复查白细胞均在正常范围。6 年后随访，一切安好。

【按语】此病属肝郁脾虚所致虚劳。《三因极一病证方论》载"心胆虚怯，触事易惊，梦寐不祥，或异象感惑，遂致心惊胆慑，气郁生涎，涎与气抟，变生诸证"，其病机不外乎"郁"。此患者因家中多位亲人均在同一年龄去世，即感恐慌、焦虑，加之性情急躁，情志不舒，以致肝郁化火，故有"心情烦躁、眼目干涩、舌红苔黄"。肝与脾为木土相克关系，木旺克土，以致脾虚失其健运，故有头晕、头昏、心慌气短、饥饿感、周身疲乏无力、咳吐黏痰等症状。肝主疏泄和藏血，脾为后天之本，统血、主运化，为气血生化之源。情志不畅，肝郁乘脾，脾失健运，脏腑、气血、阴阳失调，以致影响了机体的生理功能，患者表现为白细胞增多。

处方取温胆汤之意，佐以健脾安神。方中枳实、竹茹、半夏、陈皮、茯苓、厚朴、石菖蒲疏肝清热、理气化痰；酸枣仁味酸，与甘草相伍，酸甘化阴，使阳交于阴，阴自动而静，从而达到调摄阴阳的目的；艾叶、肉桂辛温芳香，与桃仁相伍，理血疏肝，以养血调肝安神；又酌加制远志、生牡蛎之品，养心镇静安神。诸药配伍，共奏调理脏腑、气血、阴阳之效，则诸症即除。现代医学研究认为中药清热解毒剂，可提高人体机体免疫功能。

（阳国彬）

精神紧张性发热

赵某，男，30岁，居民。2014年9月11日初诊。

【主诉】发热7天。

【病史】患者7天前曾被人追赶10多千米，当时天正下着大雨，跑到家的时候浑身衣服都湿透了，回家后即见发热38～39℃，伴心慌气短、情绪紧张、周身不适、四肢无力等症。当地医院诊为感冒，给予大量感冒药和抗生素治疗7天，自觉无好转。遂来笔者处就诊，患者咽部无红肿充血，体温38.9℃，经查血常规、拍胸片均未见异常。

【诊断】精神紧张性发热。

【处方】枳实12g，竹茹15g，厚朴10g，半夏10g，石菖蒲12g，酸枣仁15g，制远志12g，生牡蛎30g，桃仁10g，艾叶10g，肉桂4g，陈皮 15g，茯苓 12g，甘草 6g。4 剂，每日 1 剂，水煎服。嘱其凉水浸泡 30min，煎煮 30min，连续煎煮 2 遍，合二为一，分 3 次饭后服。

9 月 15 日二诊：自诉服中药第 2 天即见心慌气短的症状缓解，紧张情绪得到改善，第 4 天体温渐至正常。守上方 4 剂。

9 月 19 日三诊：自诉服药第 7 天自觉一身轻松，情绪稳定，未再发热，精神饮食及睡眠如常人，而药未服完就自行停药，并认为中医治疗效果显著，又带其母亲前来就诊。

【按语】 此为典型内伤而兼外感之发热，笔者仍取温胆汤之意，随症加减。温胆汤出自《千金要方·卷十二》，由半夏、枳实、陈皮、竹茹、甘草、生姜六味组成，以温养胆气为主要功能，用于胆寒所致之大病后虚烦不得眠。经后世不断扩展，至南宋陈言在《三因极一病证方论》中，把《千金要方》原方加茯苓、大枣，指征不再说是"胆寒"，而说是"气郁生涎（痰），变生诸症"，主证也扩充为"心胆虚怯，触事易惊，或梦寐不详"。《医方集解》还将其列入了"和解门"，温病学亦将其划归为和解剂，后世临床以此为基本方衍化，应用甚广，可治疗多种杂病。

患者因受到惊吓，又加之冒雨感寒，内伤肝胆之气，外感风寒之邪，营卫失调，故出现发热、心慌气短、情绪紧张等症状。方中枳实、竹茹、半夏、陈皮、茯苓、厚朴、石菖蒲疏肝清热；酸枣仁味酸，与甘草相伍，酸甘化阴，使阴阳平衡；加制远志、生牡蛎镇惊安神；艾叶、肉桂辛温芳香,与桃仁相伍,散寒理血、调和营卫。诸药合用,共奏清热疏肝、调和营卫之效,从而达到阴阳调和,阴平阳秘,精神乃治,故收效甚捷。

（阳国彬）

半身汗出

晏某,男,46 岁,干部。2015 年 6 月 12 日初诊。

【主诉】半身汗出 2 年余。

【病史】患者近 2 年来,见头面、颈部至前胸正中分开,左半身汗出,昼夜不停,甚时大汗淋漓,而右半身则畏寒怕冷身体沉重,一年四季如此,余无异常,精神、饮食及睡眠如常人。曾四处求医,多方治疗,也曾用针灸、理疗、偏方治疗均未奏效。于 2015 年 6 月由朋友介绍来笔者处希望以中药治疗。

【个人史】性格开朗,无特殊嗜好。

【体检】舌质红苔白微腻,脉沉细弦。

【诊断】半身汗出症（阴阳失调）。

【处方】桂枝 10g，炙黄芪 10g，当归 10g，白芍 10g，熟地黄 10g，川芎 10g。4 剂，每日 1 剂，水煎服。嘱其凉水浸泡 30min，煎煮 30min，连续煎煮 2 遍，合二为一，分 3 次饭后服。

6 月 17 日再诊：自诉服上方第 2 天见右半身畏寒减轻，第 3 天见少量汗出，第 4 天自觉身体轻松许多。守上方 4 剂。

6 月 21 日三诊：自诉服上方 8 剂已无任何不适。

3 年后随访无复发。

【按语】凡汗出偏于肢体一侧，或左侧，或右侧，浸润不止者，都是由于营卫气血有所偏伤，阴阳失于调和所引起。这种"汗出偏沮"，如果不及时治疗，久而久之，卫气不能固护于外，营气不能守护于内，就有可能导致半身不遂的偏枯证。《素问·生气通天论》载"汗出偏沮，使人偏枯"。本案治疗的要点在于"患者余无异常，如常人"，患者年 46 岁，"五八肾气衰……六八阳气衰竭于上"，由于肾气衰，使得阴阳二气不和谐，所以出现半身汗出，血汗同源，患者病久，汗出过多必伤及血。笔者取黄芪桂枝合四物汤治之，调和营卫，实际就是调和阴阳，因为营卫代表了阴阳的两个方面，营行脉内即为阴，卫行脉外即为阳。所以用黄芪桂枝调营卫，四物汤补气养血以扶正，全方共奏调和营卫、调理气血之效，以达到调和阴阳的目的，故能药到病除。

（左明晏）

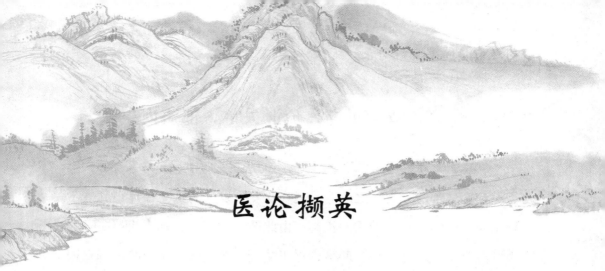

医论撷英

　　郁痰指由肝郁脾虚为主的痰证引起的，心理、躯体出现一系列症状的病证，其病因病机均与已郁和痰相关。七情的变化，是人体对外界刺激或内源性刺激的正常反应，如刺激过于强烈、过于持久，就会引起藏腑的气血紊乱。随着社会的飞速发展，引起情志变化的因素越来越多，进而导致气血失和，气机紊乱而发病。不良的情志主要伤肝，郁怒伤肝，肝失疏泄，肝病最先传脾，脾失健运，气机失常，出现肝脾不和的表现。涉及疾病多为自主神经系统和内分泌系统的疑难病，如更年期综合征，一半症状为自主神经功能紊乱，一半为内分泌失调的症状，综观古法，多以滋养肾阴与化痰散结为主。虽有效果，但笔者认为，更应治病求本，因时制宜。笔者认为疑难病的发生多由郁痰所引起，运用中医郁痰理论，以疏肝解郁化痰为法，治疗眩晕、抑郁症、神经症、癫痫、更年期综合征、甲状腺结节、乳腺增生等内科疑难疾病，均可获得明显优于其他方法的疗效。这就是中医学所说的"怪病多痰、痰多怪病"之理论。笔者认为"善于运用解郁化痰之法治疗疑难病的医生，时时刻刻都在创造奇迹"。

情志不遂，疏泄失常，郁痰内生

中医学认为，生活压力过大、情绪无法正常宣泄、焦虑思忧等，容易导致肝气郁滞，而肝之疏泄，是痰饮发生发展的重要一环，肝气不舒是痰瘀互结证形成的重要机制，由此产生的痰饮，称之为郁痰。因为肝性喜调达而恶抑郁，肝可直接影响气、血、水、津液的运行和输布，调节脾、肺、肾、三焦及胆的气机升降。若肝失疏泄，则气机不畅，升降失常，若肝气久郁化火，火盛伤阴，易凝聚成痰，痰瘀互结证的主要病位又涉及肝、胃，二者相互为病；若肝失疏泄，失其条达，肝失所藏，则血脉不畅，或血离经而妄行，则瘀血形成，血瘀于经隧，经脉血行不畅，津液也随之受阻，从而导致痰瘀互结之变。故清代唐容川云："肝属木，木气冲和条达，不致遏郁，则血脉得畅"。明清时期，对痰瘀互结证的辨治特点就已经以肝为多见。

《景岳全书·杂证谟》载："盖痰涎之化，本由水谷，使脾强胃健如少壮者流，则随食随化，皆成血气，焉得留而为痰……此其故，正以元气不能运化，愈虚则痰盛也。"可见，脾胃功能失常，一则不能运化水湿，聚而生痰；二则影响气血的正常运行。若情志抑郁太久，思则气结，思忧伤脾，以致气郁脾陷，加之动少静多，中焦阳气虚衰，所谓"脾为生痰之源"，而肝郁容易犯脾，肝气郁滞，疏泄失常，或影响三焦通调，或木郁乘土，脾失健运，精微没有化为机体正常需要的气血津液，反聚为痰，且脾主运化，脾虚不能运化水湿，水湿内停，也会聚而成痰，进一步促使痰湿交阻。于是，便引出了郁痰的另一个成因。

郁痰致病，易扰清窍，瘀血互结

《金匮要略方论》中痰饮有三层含义，一是指病理产物，即体内水液代谢障碍的产物；二是指致病因素；三是指病名，即因痰饮这一致病因素导致的疾病。痰之为物，有质无形，随气血散布全身，而见症百出，变证多端，正如元代王隐君所云："痰之为物，随气升降，无处不到，为喘为嗽，为呕为泻，为眩晕心嘈，为怔忡心悸，为寒热肿痛，为痞满隔塞……悉属痰候。"郁痰的发生特点在于情志的起伏贯穿疾病的始终，其发病可蒙蔽清窍而致眩晕，可阻塞经络而发疼痛，可内蕴日久而生结节，且随着病情的发展反而加重情志的异常，如此反复，缠绵难愈。

比如更年期综合征既属于郁痰所致的郁证范畴，《读医随笔》载："凡脏腑十二经之气化，皆必借肝胆之气化以鼓舞之，始能调畅而不病。"由于七情内伤、饮食、劳倦等原因，导致肝气郁结，肝为多气多郁之脏，宜畅而不宜郁，肝气疏畅，则血府自藏，神明安养。尤其在妇女绝经前后，耗血伤精，容易致血虚肝郁。加之脾胃运化失职，动少静多，中焦阳气虚衰，精微没有化为机体正常需要的气血津液，津液运行受阻，滞留于体内，反聚为痰。久蕴则化火，痰火上蒙清窍，扰动心神，可见情志失调、惊悸怔忡、梦多怪诞等。痰气凌心则心悸、失眠；若患病之后，久治不愈，焦急恐惧，气郁化火，火邪进一步灼液成痰，形成热痰留伏难去。

郁痰的发病中尤为重要的一点在于痰瘀互结，"痰瘀相关"源于"津血同源"，巢元方于《诸病源候论·诸痰候》中载："诸痰者，此由血脉壅塞，饮水积聚而不消散，故成痰也。"津液与血，均属阴精，而阴精为病，必然表现为津血的亏耗与留滞。津血留滞即为痰为瘀。痰和瘀作为津液的两个不同表现形式，均为病理产物，同时又是致病因素，并且痰可致瘀，瘀亦可致痰。痰瘀均为津液所化，阴性凝滞，互相影响，胶结难化。唐容川的《血证论》载："血积既久，亦能化为痰水。"朱丹溪云："痰随瘀血，遂成窠囊。"痰瘀则血难行，血凝则痰难化。瘀血内阻，久必生痰，痰致之血瘀，痰瘀掺杂，两者内蕴，影响气机，互为因果，变生百病。

由肝失疏泄而致气滞痰郁，气血运行迟缓，阻塞脉道，郁久化热，耗肝阴伤肝血以生肝热，肝阳上亢，肝风内动，痰浊挟瘀血痰浊上犯清窍，脑脉受阻。加之过食肥甘厚腻、好逸少劳，伤于脾胃，脾虚不化，津停不化而形成痰浊。上行聚于脑部，壅积过多或不能及时排除，阻碍气血布散，脑无精血填充，失于濡养，痰浊流注经络，气血运行不畅，瘀血内生，痰瘀互结，胶固不化，再生痰浊，蒙蔽清灵，损伤脑髓，最终痰随气血而动，内达脏腑，外通经脉，或结于脉道，或流于血脉，阻碍气血之行，久之阻塞脉络，神机失用。甚则郁痰互结，结为痰火，形成顽痰老痰，病入心脑，又致血瘀则发为重症，这就是"怪病多痰，痰多怪病"之意。常见疾病有眩晕、抑郁症、神经症、癫痫、更年期综合征、甲状腺结节、乳腺增生等内科疑难疾病，治疗较为困难。肝胆之气郁而化火，火热炼津为痰；复因肝胆气逆，横乘脾土，脾虚生痰，痰气上逆则结为痰火，痰火上扰迷蒙心窍，以致神明迷乱。

解郁化痰，豁痰开窍，清下痰火

机体之脏腑经络、四肢百骸，津液无处不泽，凡津液输布之处，皆可演为病患之所在，故而津液之病，变幻多端，最难防治。《华佗神方·论水肿生死脉证》载："人生百病，最难者莫出于水。"而津液之病，不外水湿痰饮。痰，作为病理产物，在临床引起的病证变化多端，有"百病皆因痰作祟"之说（隋·巢元方《诸病源候论》）。朱丹溪治病不出乎气、血、痰、郁，认为痰饮致病尤广，主张"百病中多有兼痰者"。巢元方的《诸病源候论》载："劳伤之人，脾胃虚弱，不能克消水浆，故有痰饮也。"

郁痰中的痰，是由情志不遂，肝郁脾虚而引起，所谓"气不行则郁难开，痰不化则结难散"，而且痰凝可以加重气滞，气滞又可以促进痰结，故在治疗时，除应注重疏肝健脾之外，还当兼顾行气化痰。如半夏苦辛温燥，化痰散结，配合厚朴行气开郁，除满安神，二者一行气滞，一化痰结，相辅相成。治则大概可分疏肝解郁、解郁化痰、豁痰开窍三法。首先对于湿盛生痰的治疗，治痰不可徒祛其湿，还应以理气化痰，若治痰之中配以理气药物，则可气顺而痰消。可加用陈皮、厚朴、枳壳等行气之品，则痰随气行，气顺则痰消，常用的方剂为二陈汤。对于顽痰老痰则需豁痰开窍，其病因多是久病之后，气机逆乱，导致痰浊胶结，则非猛药攻逐不能建功，常用方为礞石滚痰丸。

（胡思荣　胡　然）

❀ 潜心专注叶的事业

泰戈尔说过："果的事业是尊贵的，花的事业是甜美的，但是，让我们做叶的事业吧，叶是谦逊地、专心地垂着绿荫的。"我，愿做叶的事业。

1952 年 12 月 30 日，我出生于谷城县石花镇，石花镇位于鄂西北地区，武当山东麓，这里历史悠久、山清水秀、环境优美、物产丰富、人丁兴旺、交通便利、经济繁荣，自古以来人杰地灵，素有"小汉口"之美称。

如今，石花镇工商业发达，农牧业丰产，工农业总产值位居全县乡镇前茅，向国家提供的利税连年递增，原来的鹅卵石街道早已变成了柏油马路，成为名副其实的"楚天明星城镇"。石花镇的街道不宽也不长，但商店、宾馆、超市林立，人流如织，欣欣向荣。

小时候，我的舅爷就是一位中医，擅长用中草药给百姓治病，舅爷自己采药，自己炮制，根据患者病情调用，不管是什么病，他都能医治，算得上是位全科医生。舅爷为人和善，脸上总挂着笑容，言谈举止总是一副从容不迫的样子。他为穷人治病，从不计较给的钱的多少。那时人们的生活水平很低，医疗条件更差，他凭着一颗善良的心，总是不知疲倦地为周围的平民百姓忙碌着，就像一支点燃的蜡烛，燃烧自己，照亮别人，不知救活了多少人。他很喜欢我，而我打小就很羡慕他。不知多少次，我亲眼看见一些危重患者在他手里转危为安，特别是当看到自己的小伙伴经他医治而得救的时候，总是倍感欣喜和自豪。因此，我总是围着他转，能跑的时候就跟着他去出诊或上山采药。这一切，都在我那幼小的心灵打下了深深的烙印。

但在那个缺医少药的年代，每当我看到人们因患病得不到及时救治，而使一些原本不严重的疾病变得越来越严重，但人们却束手无策时，特别是当自己的小伙伴因患小疾而无端送命时，就感到十分痛心和惋惜。同时也看到一些患者，被不起眼的医生用几把草药将病治好，便觉得当医生很伟大。由于受舅爷他老人家的影响，我从小就立下志向：长大以后一定要像他那样，当一名好医生，一生行善积德，以医济人，别无他求！此后几十年，我认真对待每一位患者，始终未敢忘记初心。这大概也是真正当了医生后，工作中不辞辛劳、不厌其烦、任劳任怨、拼命钻研业务、不断总结经验教训、一心为了患者、一切为了患者的真正动力所在。

1968 年 12 月中学毕业后，我先后报名参加了谷城县医院、解放军370 医院的短期医生培训班的学习。1969 年 3 月报名参加了当时"三线"建设中的国营旭东机器制造厂职工医院组织的为期一年半的医生培训班的学习。当时讲课、带教的老师都是医院的院长、副院长、内科及外科的主任们。全班有 10 个学员，教学都是义务的，我们每个学员都配有药箱、常用药品和外伤急救品。我们边学边干，一天学习，一天巡诊，老师带着我们班全体学员，负责给铁路建设和工厂建设中的工人巡诊治病，有时也上山采药。从此我投身于医道。

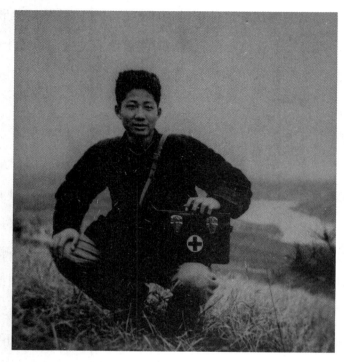

投身医道

1970年12月，我参军来到部队，被直接分配到陆军某师医院。我在师医院内科门诊工作一年后，由于勤于钻研业务，表现又特别好，第二年被派到师司令部卫生所，一共三个房间五个人。我们卫生所很小，服务的机构却很多，司令部、政治部、后勤部、宣传队、警卫连、招待所、幼儿园等的卫生工作都由我们负责。我们的任务是为师首长、部门首长、机关干部、战士、家属、小孩提供医疗、预防、保健工作。

我除了白天在所里正常上班及巡诊外，还经常陪首长去外地。最辛苦的还是夜间出诊，我的床头就有一部电话，夜间铃声一响，就要立即出门，大多数情况是小儿患病，我会给他们对症治疗，一直守到病情完全稳定，才回到寝室休息，有时候会一直待到天亮才回去休息。那时候，没有儿童专用药，都是成人用药，用量都以千克／体重计算。到今天几十年过去了，想起那些年的工作，总是心有余悸，我的技术水平很一般，好在我的责任心强，总是胆大心细、小心翼翼、尽职尽责，所以从未出过任何差错。因为我平时工作认真负责，所以在这里一干就是 5 年。我们院长林根荣跟我说过，一个卫生员能在这个岗位上工作 5 年，这样的同志在我们院里前所未有。

在师医院工作期间，有两件事情让我记忆犹新。一件是我代表院长、代表医院去探望在外地住院的同志，另一件是我在我们军党代会上担任医疗保健工作。现在回想起来，这两件事虽小，可在当时的要求很高，能被选中我感到非常自豪。

部队是一所"大学校"。参军 6 年，在党组织的培养教育下，我的政治思想素质有了很大的进步。入伍两年半，我光荣地加入中国共产党，多次受到司令部的表彰和嘉奖。开朗大度、坚韧守时的人格和性格，严于律己、宽以待人的做人做事风格，坚定的共产主义信念以及逐步形成一个军人的优良作风，都让我终身受益，也让我学会了与同事共事的能力。我还用自己微薄的津贴，买了急需的医学书籍，工作之余学习医疗新理论、新知识，在实践中不断提高自己的技术水平和工作能力。尽管如此，我还是渐渐地发现，自己的业务技术、工作能力与所处的工作位置越来越不相称，这使我强烈地意识到需要进行系统的学习与提高。

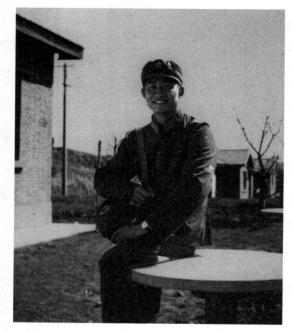

我是一个兵

　　张万年是我们的师长，李广安是我们的参谋长，首长们都很喜欢我，每年春节我都在首长家里团年。作为工作6年的老兵，首长开始考虑我的未来，亲自找我谈话：一是下到炮团卫生队当一名助理医生，之后提升为干部；二是到部队驻地洛阳卫生专科学校学习，三年后再回医院工作。我们后勤部卫生科张维贤科长还亲自带我去学校看了学习环境，并嘱咐我要好好学习。我当时非常渴望学习，但总觉得洛阳卫校是个专科学校，学的又都是西医专业，而我却偏向学习中医，所以总是觉得不是很理想，我便请假回到老家看看有没有学习的机会。当我向老家招生办公室工作人员介绍了自己，又了解到当年的招生情况时，招生办主任陶永明告诉我，像我这种情况，今年就可以报名上湖北中医学院，实现学习中医的愿望。

128

于是，我回到部队要求复员。在我离开部队的那天，我们的师首长、部首长、机关干部和我们所里的同志，还有家属40多人一起把我送到火车站，当时的情景让我十分感动，我差一点又想留在部队。

1976年12月，我如愿走进了湖北省高等中医学府——湖北中医学院，就读于中医系。在校期间，我十分努力，想要把欠缺的知识补起来，上课时认真听讲、做笔记，下课后总是会到一个比较清净的地方看书学习。很快三年过去了，我比较全面系统地充实了中医基础理论知识，较好地接受和理解了朱曾柏老师的痰病学说和陈如泉老师的内分泌疾病的治疗经验。

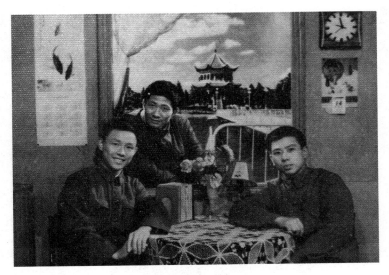

大学毕业纪念

1979年12月毕业时，我被分配到襄阳市中医医院从事内科临床工作，成为一名真正的医生。从此童年的梦想成真，走上了为人民服务的道路，我终身无悔。

在临床工作中，我尽量多管些患者，为更多的患者解除痛苦，抢着救治危重患者，科室的急救病房基本上是我的重点岗位。承蒙我的带教老师李传德、赵德汉、熊功臣等老师的言传身教和谆谆教导，我的业务技术才能得到不断的提高，这是理论与实践相结合的飞跃发展阶段。接着又三次参加了"全省中医内科进修班""全省中医应用理论提高班""全国心理咨询及心理治疗进修班"的学习培训。

此时，正值国家改革开放，政策调整，我关注到随着社会发展，现代人的竞争越来越激烈，人们的学习工作、家庭生活压力越来越大，随之人们的心理承受能力越来越差。在这些浮躁焦虑的内外环境下，罹患身心疾病的人也越来越多。于是我就向医院申请成立郁证专科和开展心理咨询。

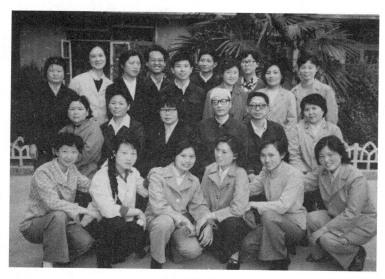

科室全体同事

1991 年 3 月，经学术委员会论证通过，医院同意开展郁证专科门诊。从此我正式开始从事内科疑难病和身心疾病的治疗工作，同时也开始了对内科疑难病从理论到实践进行系统研究探索的漫长之旅。

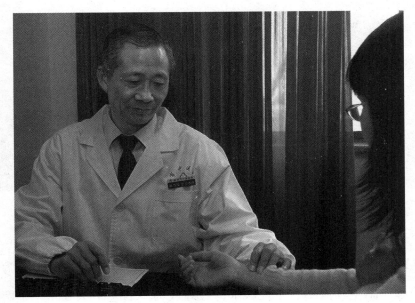

专家门诊

我认为，疑难病的发生多由肝气不舒，肝气郁结，肝郁脾虚，久而久之，形成郁痰互结而发病。痰又分为有形之痰和无形之痰，而无形之痰在体内随气机升降而行，无处不到，故痰证在临床引起的病症变化多端，病情较重的则为痰瘀互结证，治疗上需加入活血化瘀药。

痰瘀互结引发的疾病与人的情绪有关，在人们心情平静的时候，病情会减轻甚或稳定，在人们心情郁闷的时候，病情则会反复或加重。这就是中医学所说的情志因素对人体健康的影响。

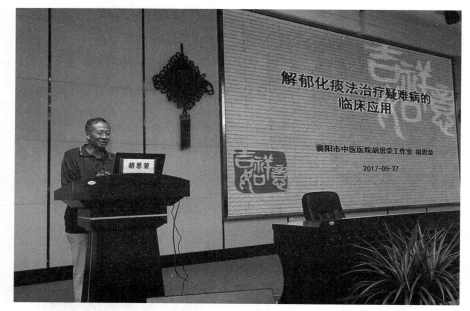

学术交流会

　　38年弹指一挥间。我从一个年轻的住院医师一步一步成长为主治医师、副主任医师、主任医师，最终成为一名老中医专家，是医院给我提供了工作平台，所取得的成绩都是受党组织的培养和老师们教诲的结果。我永远记得老师们精湛的医术，高尚的医德以及不问贫贱富贵，不论是在上班还是下班都一视同仁，对患者如亲人的优良作风。几十年来，我接诊过成千上万的患者，从未与患者发生过口角，总是热情接待、耐心解释、牺牲自己，一心想着患者，一切为了患者。平日里没有昼夜之分，对患者有求必应。周末出诊，不论远近，晴天下雨，从不怠慢、推辞，总是随叫随到。很多朋友都问我，"你总是这么干，图的是什么？"我只有一个信念"治好一个病，造福千万家"。

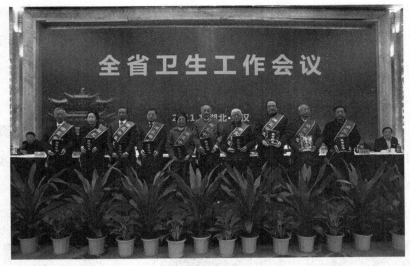

湖北名师颁奖大会

2011年3月18日，在我退休前，市委组织部分管我们医院的雷明安部长专门找我谈了话，对我在任期间的工作给予了充分肯定并提出了新的希望，他说："胡思荣同志工作认真负责。几十年来为医院建设做出了很大贡献，受到大家的尊重。组织协调能力强。在班子里起到了重要的协调作用，为医院班子建设做出了突出贡献。医术精湛出色，在全市中医界名望很高，经常代表襄阳到外地为国家部委和外省市领导出诊，为市委、市委组织部争了不少光。为政清廉，当了这么多年的领导干部，分管过基建、药品、设备等工作，没有受到过投诉和举报。希望你从领导岗位退下来后，积极发挥余热，带好你的弟子，传承你的医术，为襄阳的中医事业做出更大的贡献。"

我总是觉得，我从一个热血青年，逐渐成长为一名解放军战士、一名共产党员、一名医生、一名中医专家、一名三甲医院的领导干部，这些都是党组织几十年培养与教育的结果。而我一生听党的话，一切服从党组织安排，为人民服务是我一生中唯一的愿望，党组织在我的心中更是无比的伟大。

2013 年 1 月，我正式退休了。按照党组织的要求，我的工作重心又回归到专家门诊，用心编书，组织科研，带教学生。我将带领我的弟子们在科研的道路上奋勇前进。

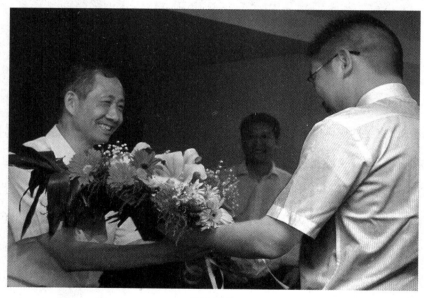

弟子献花

我努力传承自己的学术思想和临床经验，倾注一生所学编撰成系列书籍，毫无保留地传授自己的行医理念和临床体会，还成立了全国名老中医药专家传承工作室，培养了 24 名弟子。弟子们均为高素质、高学历人员，能秉承我的学术思想，他们所撰写的论文，所做的课题也都以我的学术思想为指导进行更深层次的研究。相信在我们师生的共同努力下，我的学术思想和临床经验一定能够很好地传承下去，并发扬光大，让弟子们更快地成长，让更多的患者受益。

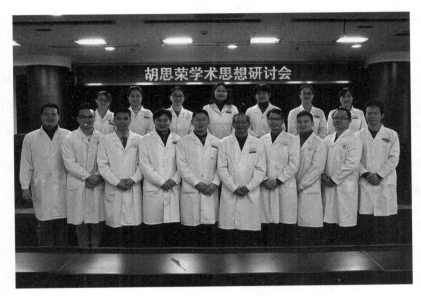

我和我的弟子们

但求为世间更添温暖

★ 感·认识中医

中药几千年来对自然环境没有造成任何不良影响。近百年间抗生素的使用已经造成了微生物生态环境的严重变异，可能造成难以预料的结果。所以说中医药辨证施治系统是用自然手段解决自然问题的典范。

中医学是中国独有的一门医学体系，几千年来维护着中华民族世世代代的子孙繁衍生息。中国繁荣昌盛、人口众多，就是一个例证。中药由满山遍野的植物花草根茎叶组成，对人体的毒副作用几乎可以忽略。人们生活中不可或缺的葱、姜、蒜、山药、红枣也都是药，所以，中医易被百姓熟知和接受。

有人认为，中医只能治疗慢性病不能治急性病，很多中医师也这样认为。其实，对于一个真正学懂了中医，并且用心治病的好医生来说，中医应该是什么病都能治的。我每天接待来自全国各地的患者几十人，全部使用中药治疗，就连老人、小孩也不例外。如感冒、发热、腹泻、咳嗽等症状的急性期也同样用中药治疗。

中医不仅能防治普通病、慢性病、疑难病，同样能应对急性病和传染病。经研究发现，中国人有将艾叶悬挂在门前的习惯，艾叶始终在空气中散发着一种特殊香气，这种香气有天然的杀灭细菌和病毒的作用，诚如《本草纲目》所载"辟邪驱鬼，禳毒气"。

我经常说："在疑难病的治疗上，一剂中药能抵十次输液。"在我研究的 10 种疑难病中，完全使用中药，疗效明显优于西药。

某男性患者，头痛 17 年，每周发作数次，身上总是带着进口的止痛药，随时准备服用，甚时发病后用绷带缠着头往墙上撞，以求缓解。而我用中药治疗，患者服药 7 天就未见发作，随后间断服药 1 年多，至今 10 年未再发作。

一般来说，以下疾病可以多选择中医治疗。

呼吸系统疾病：流行性感冒、过敏性鼻炎、支气管哮喘、慢性阻塞性肺气肿等。

循环系统疾病：慢性心力衰竭、病毒性心肌炎、部分心律失常、心脏神经症等。

消化系统疾病：病毒性肝炎、溃疡性结肠炎、慢性胃肠炎、精神心理引起的胃肠道反应、慢性肝损伤、克罗恩病等。

泌尿系统疾病：慢性肾炎、非感染性尿频、尿失禁等。

内分泌系统疾病：甲状腺疾病、2 型糖尿病、肥胖症等。

免疫性疾病：关节炎、系统性红斑狼疮等。

神经系统疾病：神经痛、神经性皮炎、三叉神经痛、中风偏瘫、面神经麻痹等。

生殖系统疾病：子宫内膜异位症、不孕症、不育症、阳痿、早泄、月经病等。

癌症：肿瘤术后或放、化疗后的配合治疗。

其他：反复使用抗生素无效或产生副作用的感染性疾病、西医诊断不明的疑难病、慢性疲劳综合征、更年期综合征、皮肤病，部分慢性疼痛，如头痛、肌肉疼痛、关节疼痛等疑难病。

中医治疗最常见的病是现代病，由于人们平时工作时间长、压力大，许多人处于亚健康状态，服用中药调理是很好的选择，还有很多女性白领将中医作为保健、美容的好方法，都有着显著的效果，有些中药处方甚至可以制成简、便、验的美容、保健膏方。

现代科学的发展为中医学的腾飞提供了保障，随着 MRI、CT 的普及，医生能够看到以前肉眼看不到的无形之痰。中医学巨大的包容性，使之能够吸收越来越多的科学理论和技术，系统论、信息论、生命全息律又为中医理论基础提供了依据，让中医学既能在保持整体观中高效运用，又能对患者进行个性化的自然疗法，所以说，中医学的前景是无限的。

★ 志·为医品质

医生要注重职业形象

患者选择医院和医生时非常注重"感觉"。医生慈眉善目，着装整洁规范，是对患者的尊重，也是对自己职业的珍视，更能展示医院的整体形象。因此，我们每天上班都穿着整洁的白服，佩戴领带。一个患者说，她之所以选择去北京同仁医院看病，仅仅是出于很感性的理由"那里的医生着装整洁、文雅得体，看上去舒服，让人敬重和信任"。

医生要不怕牺牲

医生没有节假日，一年四季三班倒，下了夜班也要查房，忙的时候连吃饭都顾不上。我出门诊一天要接诊四五十位患者，为了服务好每位患者，早上起床都不敢喝水，坐诊期间5小时不上厕所。

我总是选择在周末出诊，为的是避开正常的专家门诊时间，实在避不开或是外出，也会拼命赶在出诊之前回到医院。有一次，我到省外出诊，计划周日晚上赶回，没想到飞机到达武汉后，我要乘坐的18：50回襄阳的火车因"非典"临时取消了。我本可以在武汉住一晚，可为了第二天能出专家门诊，为了不让前来就诊的患者失望，我便买了当晚23：30的站票，站了一夜直到第2天早晨7：30才到襄阳。下火车后，洗了把脸就上班了，当天诊治了52名患者，到下午1点多才下班。

1975年12月，我陪首长去北京，走之前自觉身体困重不适，但还是坚持去了，火车到郑州时我已高热39℃，自己给自己打针、开药，如此坚持7天才回到单位。

2009年6月5日早晨7:00，我因长期疲劳突发心动过速，当天仍坚持坐诊，忙到下午1点多，直到次日00:00未见好转才住进医院。经输液、输氧治疗两天两夜，第3天清晨，为了我的患者，我仍坚持出诊。我就这样总是尽一切努力不耽误患者治疗。

医生就是普通人

在我几十年的行医生涯中，救治过成千上万的患者，且多数为疑难病患者。我的医术让无数患者惊奇，有人感激、有人感慨、有人佩服、有人羡慕、有人相见恨晚、有人依赖、有人跪拜、有人把我当成救命恩人，而我只是一名医生，就是一个普通人。

医生一辈子都要学习

天道酬勤，勤能补拙。好医生总是在不断地学习，勤看书、勤动脑、勤动手、勤总结、勤记录。日常在工作中、听课中、生活中，典型的病案、成功的经验，哪怕就是一句话的体会，都要随时整理、随时记录。知识多了，体会多了，经验才丰富，才能写出好的学术文章，对其他同行才有新的启发；总结出的每一个科研成果，都能创造社会效益和经济效益。

★ 求 · 研发新药

研发新药可提高医院的知名度，提升医院的品牌形象，更能为建设名院、名医、名药和科研打下良好的基础，从而更好地为患者服务。因此，我针对所研究的疾病，根据患者的病情和药物性质，研发了多种形式的药品，如膏、丹、丸、散等。现就药品研发分享一二。

选好病种

最好是本学科的常见病，自己最熟悉的病，治疗上得心应手的病种。

选好基础方

最好是以古方为代表。所有的疾病都有古方对应，再进行加减，古方本来就是有效的，但随着时代的变迁，人的身体适应性发生了变化，细菌、病毒也在发生变异，药材的质量也由野生改成了人工种植，还有农药、化肥的影响。这就需要一步一步地来研究，临床验证后来调整配方。

打破常规

所有的经方都能够治好病，只要治法是对的，只要对症，可不拘泥一方一药。如果一味遵循古方一成不变，没有创新，疗效会比较差，也不可能独树一帜。如天麻可以治疗眩晕，但天麻太贵，我们就选用更便宜、更有效的药物替代。清下、补肾法可以治疗眩晕，采用化痰法治疗眩晕，效果会更好。

药物筛选

一个处方会由几味、十几味，甚至几十味中药组成，方中也许只有几味中药在起作用。但是，我们不知道是哪几味在起作用，需要去筛选，一味、一味地排除，可能需要花费几年甚至是几十年的时间。所以，尽量选择那些具有独特功效或是有双向调节的药物。比如，三七功善止血，能化瘀生新，有止血不留瘀，化瘀不伤正的特点。对人体内外各种出血，无论有无瘀滞，均可应用。丹参能去瘀生新而不伤正，善调经水，为妇科调经常用药。《本草纲目》谓其："能破宿血，补新血"；《妇科明理论》有"一味丹参散，功同四物汤"之说，本品入心经，既可清热凉血，又可除烦安神，既能治出血又能养血，还可以安神定志。

从古到今，很多医家会选用对药，有的对药相辅相成，有的相反相成，都能够增强药物的疗效，起到事半功倍的作用。如白芍、当归，在血虚时补血，血瘀时活血，二药相辅相成；海藻、甘草，二药合用取其相反相成，以提高疗效。

大量样本

病例的样本越大，思路越宽，整体疗效就越好。研制平心忘忧胶囊时搜集了1000份病历，原本此胶囊是用来治疗抑郁症的，统计学处理时发现病例中的1000人都有心烦失眠的症状，因此治疗失眠的药就是方中的君药；900人有头痛的症状，治疗头痛的药就是方中的臣药；800人有周身不适的症状，治疗癫痫的药就是方中的佐药；500人有血压偏高、大便干结的症状，治疗高血压和大便干结的药就是方中的使药；400人有恶心欲呕的症状，也会有所顾及。所以，平心忘忧胶囊还可以用来治疗失眠、头痛、癫痫、血压偏高、大便干结等，而且肯定有效。

膏丹丸散要改革，要创新

根据《本草纲目》所述，随着药物表面积的增大，用药量相应减少。如一剂中药，大约有250g，我们用传统制剂工艺，将药物烘干研末过100目筛，部分不能粉碎的含纤维高的粗渣还有220g，将粗渣用水煎煮浓缩，再加等量的蜂蜜（也就是说，220g药粉要加220g蜂蜜），就变成近500g的量，把它做成蜜丸3钱1丸，是55丸，每次2丸，每日6丸，够吃9天还多1丸。用量显然不够，疗效也可想而知。

精心配方

在研究一个制剂成方时，对方中的每一味中药都要精心选配，反复论证，精选药味。尽量选取价格比较低廉、疗效好，又没有毒副作用的中药，同时还要考虑到与国际接轨，不应选用含有重金属或是毒性较大的中药。

亲自品尝

想要知道配方制成的药是什么口感，有没有毒副作用，就需要研发者亲自品尝。我所研发出的制剂都会自己先服用1周，其中包括治疗月经不调的药。

克服不足

中药汤剂由于口感不好、煎煮费时、火候大小及加水多少不易掌握、携带不便、千家万户自行煎煮时不能很好地控制质量，因此临床上很少有人能够坚持服用中药汤剂超过3个月。我们要把传统的中药积极与现代科学相结合，不能墨守成规。同时兼顾"膏、丹、丸、散"制剂的用量不足、保质期短等问题。

取好药名

要给研制的新药取一个好名字，药名要与所治疗的疾病贴切，或以病因病机，或以治疗法则，或以病名取名，既要一目了然又要好记。

★ 传·经验之谈

选择研究疑难病

一个医生会治疗很多种疾病，但当你决定专注研究某些疾病时，应该选择那些发病率高而又难治的疑难病。比如更年期综合征，患者自觉很痛苦，但一般医生又不容易治好。更年期综合征有一半的症状属于自主神经功能紊乱，一半症状属于内分泌失调，我用中药治疗，以调节脏腑功能和调理气血为主，收效显著。

治病求本事半功倍

我们在行医过程中，会发现有很多难得的诀窍，需要我们用心仔细地去总结、去体会、去发现，治病求本总不会错。对患者望闻问切并进行相关检查，确定心肝无大问题，没有生命危险时，可大胆采用中药调和辨证施治。如确定一个患者属于阴虚内热体质，不管其患头痛、胃痛、甲状腺功能亢进症、更年期综合征，还是气虚、血虚、脾虚、肝肾虚等，只要求本用药，不管怎样组方选药都会有效，而不能只考虑对症治疗。

某女性患者，35岁，自幼形寒肢冷，每年双手冻伤，先起水疱，后结厚厚的痂，甚时，双手什么也不能做。第二年夏末，双手冻伤的乌斑，结痂还没有脱完。入冬后，别人还在穿单衣时，她的手就开始冻伤，用尽各种方法对症治疗均无效。而我只为其开具院内制剂参茸五子丸，嘱其在夏天时连续服用3个月，当年冬天双手没有发生冻伤，这也是温补脾肾之阳从本论治。

用药不忘顾护脾胃

中医有一句话"有一分胃气，便有一分生机"。有位患者患了胆结石，找一位民间医生治疗，这位医生，只知道用清热化石，没有顾护脾胃，治疗1个月后，该患者突发急性胃溃疡，连夜行胃部手术，而结石还在。因此，中医诊疗要有整体观念，不能见病治病，要全面考虑。

亲自动手检查病情

对常规的检查，如呼吸、心跳、血压、肝脾大小质地等，医生应亲自动手，不要只相信患者及其家属的一面之词。有的患者见面就说，我的血压从来不高，不用量，脑血管也没有问题，不用做 CT 检查，其实患者血压可能已经很高了，只是日久已适应罢了，并不代表没有问题。有经验的医生临床上望闻问切、品脉诊病便知大体，可一眼看出某些病症，对于诊断某些浅表肿瘤，一摸能八九不离十，准确程度一点也不比 B 超差。

记住经典

所有的经方都有效，因为经方都是世代医家的经验总结，且被不断完善。但由于地理环境的改变，人类抗病能力的减弱，细菌、病毒的变异等因素，想成为好医生还要发挥自己的想象力、创造力，在基本方的基础上进行研究，改变配方来治疗疾病。

学习心理学

我们知道，药物除了药理作用外，还具有心理效应。所谓药物的心理效应是指患者对药物的心理作用，也可以认为是患者和医生对药物的心理信任感和依赖性。我们在实际工作中也发现，人的心理因素对药物的效应具有重大影响。在国外有人做过试验，结果显示心理效应强度的顺序是：药物名称大于包装，剂型大于价格。临床观察时，用安慰药作为对照，有些药物的心理效应与有效药物的疗效很相似。所以，我们在临床诊疗时给患者开具药物，不能单纯只看它的药理作用，同时还要考虑到患者对药物的心理效应和对医生的信任度。因此，医生应提高自身的文化素质，用良好心态认识药物，以科学的态度选用药物，对患者的"心病"还得用"心药"治。

我们还可以从心理学角度去观察审视每一位患者，这样会使我们能够更好地处理与患者的关系。

现在世界卫生组织已经把高血压、心脏病、肝胆病、胃肠溃疡、神经症、失眠、头痛等 30 多种疾病，只要是受到情绪影响，病情加重或减轻的疾病，都列入身心疾病范畴。如果医生能够从心理学角度去剖析每一位患者，在治疗上感到束手无策，又确认他们的心肝没有明确器质性病变时，就可以大胆选用一些对身心有治疗作用的中药，如此会收到意想不到的效果。比如，取类比象法：紫苏、百合花、合欢花朝张暮合，可治失眠。这些花在白天张开，夜间闭合，符合人们的生物钟规律，用其治疗失眠具有奇特效果。古即有之，沿用至今。

★ 获·幸福感觉

当医生幸福一生

从医的每一天，都能看到经我诊治的患者，从无休止的病痛中走出来，每次看到患者全家高兴的样子，心中就会涌动着幸福感，这种幸福感伴随我一生。我时常想，不知道有多少人因为放弃医生这个职业，没有体会到救助别人的幸福感而后悔一生。

患者的信赖是最大的幸福

医生为患者解除了痛苦，患者对医生总是怀有尊重、崇拜、佩服、依赖的心理，还有虔诚的感激之情。我曾收到一些特殊的礼物，如一位患者给我写了一封长达 14 页的信，信中写的都是自己的小秘密，连父母都没告诉过；还有一位患者的母亲送来自己亲手纳的 10 双鞋垫，千针万线，每一双鞋垫都绣有各不相同的图案，不知道要花费多少时间，让我感动不已。

掌声不停

我不是老师，但我会经常外出讲课，给党校县级干部、机关干部上保健课，给全市女干部、女企业家讲保健养生知识，给中学生讲如何保持心理平衡等，特别是高考前 1 个月会给多个重点中学奥赛班的学生进行"高考不可怕"的演讲，均赢得了阵阵掌声。

意外的收获

一名患者在服用了调理气血的桃花清心胶囊后，取得了奇异的效果，即服药 3 个月后自觉身体轻松，气色好转，月经按时，色量正常，白带多了一些，而且以前乌黑的乳头也变得红润有光泽。另一位患者说："在服用 3 个月后发现，精力充沛，体力增强，心平气和，睡眠正常，头脑比过去几年清醒。"患者的反馈让我发现研制的新药有更多的效果和作用，倍感幸福。

专家的肯定

2012 年 3 月，襄阳一垂体腺肿瘤患者，因自幼患月经不调，曾在当地各大医院就诊治疗多年，仍不见好转，当她被检查出患有垂体微腺瘤时，医生将其介绍到武警总医院，建议行伽马刀治疗。武警总医院陈教授接诊诊断后认为，目前不符合伽马刀治疗条件，保守治疗比较好。家属很焦急，希望陈教授介绍好的专家。陈教授说："不需要到处找，你们襄阳市中医院的胡思荣就是这方面的专家，回去找他吧。"能得到专家的肯定，我倍感荣幸。

★ 悟·为医之悟

感恩患者

"谢谢医生""谢谢护士"。作为医护人员，往往习惯了听这样的言语，不知不觉中便形成一种固有的思维模式，认为医患之间只有病者感激医者。难道真是这样吗？不是！相反医生更应该感谢患者，医生医疗水平的提高，凭借的不仅仅是一代代老师传承给的医学基本功，更是成千上万的患者对医生的信任。因此，每位医生都应该怀着一颗感恩的心感谢患者对自己的那份信赖。

耐心与患者交流

临床医生和患者交谈中，如果医生能掌握一些技巧，则可以避免一些不必要的麻烦。

倾听：最重要、最基本的技巧，尽可能耐心听患者诉说，并有所反应。

善于问诊：开放式问诊能获取更多信息。

接受：无条件接受患者的症状和体验。

明辨：弄清楚事情的实际经过，把事实本身跟描述者的主观评价尽可能剥离开来。

总结：必要时进行总结，并重复给患者，让患者确认。

语言通俗易懂：以患者听得懂的语言进行沟通。

适时打断和引导：不时提出你需要了解的问题，进一步了解情况。

统一认识：患者可能有多个问题要问，医生所选定的问题有可能不是患者认为最重要的，此时需要统一认识。

坦诚对待患者

医生不是什么病都能治好，有的患者查出病后惊慌失措，希望找到好的医生将病尽快治好。此类想法有时很难实现，因为有些疾病需要长期治疗，有的甚至永远也治不好。比如一些简单的病，如慢性咽炎、慢性胃炎、慢性胆囊炎、慢性前列腺炎等疾病可能几十年都治不好。因此，这个时候要坦诚对待患者，对患者讲明医学道理，提供合理的诊疗建议。

考虑患者的实际情况

遇到经济困难的患者，尽可能选择价格比较低廉、疗效较好的中草药，让他们自己费点力煎煮，并详细告知煎煮方法。对于一些因为没有时间或是不方便来医院的外地患者，只要病情稳定，我总是按时给他们寄药，从来没有提过任何条件，没有收过一分钱。

不写对患者不利的诊断

例如，乙肝、肺结核、神经症等诊断，可能让患者的同事、朋友感到不安，影响朋友之间的感情，还可能影响他们的工作和前途，我一般会填写一个相关的病名。

开处方要考虑患者的心情

因为我的患者很多，不少患者是从外地前来并且上班时间固定，只要病情允许，我一般都会开 2 周的药。有一次，我给一位患者开了 2 周的药，他不情愿地说："你不要给我开 14 天的药，开 15、16 天的都行，我的病几年都治不好，本来心情就不好，看到'14'就更不好了。"从此，我就考虑到这种情况，很少给患者开 14 天的药。

常备纸巾和零钱

很多疑难病患者，病程久，治疗时间长，十年八年久治不愈，有的痛苦至极，有的拖累全家，一谈起病情就潸然泪下，甚至失声痛哭，这时递上一张纸巾是很必要的。一年四季出诊，总是有一些患者因为种种原因，做了检查没有取药的钱，取了药却没有回家的路费或是没有途中吃饭的钱，所以，我的诊室抽屉里总是放一些零钱和纸巾，以备患者急需。

★ 趣·从医趣事

不交钱不准

一位 21 岁的女患者前来就诊，原本认为开些药就可以，因此没有带很多钱。医生诊治时根据病情，需要做 B 超检查，但做了检查就没有钱开药，开了药就没有钱做检查。因患者路途较远，我便把患者带到 B 超室请医生为她做 B 超看看有没有大问题，有大问题就交钱认真检查，没有大问题就开些药拿回家服用。但患者认为做检查时没有交钱，总觉得医生不会认真为自己检查，结果肯定不准确。第 2 天，该患者又来到医院交了钱，重新行 B 超检查，结果还是没有问题，但她的心却放宽了许多。

特殊要求

有些患者，出于各种各样的原因，不便或不愿到医院就诊，只好由家人前来找我出诊，并提出额外的请求，如不拿带"十"字的药箱；不穿工作服；不要乘医院的救护车去患者家。他们认为，让邻居看到医生到他家会引起议论与猜测，甚至影响家庭声誉等。所以，我出诊时总是带着平时外出开会用的包，以此消除患者家人的顾虑，希望对患者的病情康复有好处。

寻医问药再回头

一些患者因患疑难杂症多年，四处求医未果，虽然找到我诊治但仍心存疑虑，服药 3 ～ 4 剂未达到理想的效果就断定顽症难愈，于是改换门庭另投他处，有的患者去河南、山东求医，有的患者则去北京、吉林等地的专科医院就诊。待治疗一段时间，又发觉治疗效果不如服用我的中药，加之诸多不便，于是又打道回府再求我治疗。所以，我总是劝告我的患者，不要盲目地轻信广告。

患者担心找不到我

一些需要长期就医的患者会对医生产生依赖，不论患大病还是小病，只要服我的中药一两天就会痊愈，一旦找不到我就会很紧张。在门诊时，有很多患者担心我会调走，纷纷对我说："您千万不能调走。"我也总是向他们立下不走的保证，如县区一位男性青年患者对我说："我总担心你会调走，到那时我的病怎么办，找谁来看？"我说："你们离不开我，我也离不开我的患者，所以再多的好机会我都不会调走的，请你放心，如果我要调走，我会第一时间通知你的。"

处方当作"护身符"

一位患者因其母亲病逝，悲伤过度患上神经症，自感世界末日来临，并反复出现自杀的念头，于1995年3月经人介绍到我处就医，让其服用平心忘忧方治疗，服药7天后，自觉头脑特别清醒，忘记了过去的忧愁烦恼，半个月后对工作有了信心，服药4个月痊愈停药。随即将最后服用的一张处方，折得整整齐齐地放在钱包里，整天带在身上，听说别人有类似的病症，就让对方照这张处方去医院取药。2000年12月28日，就有一位患者带着这个处方来我院取药，我让其留下这张处方，他死活都不同意，并说："这张处方是我的'护身符'，我每天都带在身上。"

声音也能治病

一位外地患者因压力太大患病，本来经过治疗后病情已经稳定，一年多没有发病。某天，因竞争一个工作岗位，情绪紧张不安给我打电话说："我这几天病情出现反复，随时都会有自杀的可能……"我与患者交谈了很久，最后我问他感觉如何，他说听到我的声音后感觉心情轻松了很多。

挂号就像抢红包

尽管我每周坚持不少于 3 天的出诊，但患者挂我的号仍然像抢红包那样难，手快则有，手慢则无。网上挂号的患者要提前 1 周预约，名额放出后，2～3 分钟就被抢完，门诊大厅的挂号系统每天 7:30 开始放号，20 分钟号也被抢光。

★ 乐·真实自我

痴迷中医

我以一种治疗妇科病的中成药作为 QQ 昵称，它可以用于治疗青少年的月经不调，也可以用于治疗中老年的更年期综合征，十分符合我的临床诊疗范围，完全表现了我对中医的痴迷。

热爱生活

常言道"艺多不压身"，除了学习专业知识外，我还有很多业余爱好。1999 年，通过正高职称后，快 50 岁的我主动去参加电脑学习班，忙的时候诊治完患者顾不得吃饭，直接赶到培训班，从 19:00 学习到 22:00。2008 年，我建立个人网站，目前已有近 400 万人次浏览、4000 多人咨询、400 多人前来就诊，及时回复了上万条信息。2004 年，我又去学开车，考驾照。现在，我又参加了书法、摄影等课程的培训学习，并都取得了较好的成绩。

不太合群

我和大家一样，也有很多同学、战友、领导和患者朋友，但平时很少来往。可能是因为工作量较大，也许是太敬业，没有太多的时间去和朋友们交流，特别是一起吃饭、打牌，我觉得是在浪费时间，故而总是婉言谢绝。所以，我的朋友们总是觉得我不太合群，但我对朋友总是有求必应。

总是心存愧疚

在我行医的几十年里，诊治了成千上万的疑难病患者，经治疗一部分患者痊愈，一部分患者病情得到好转，可还有一部分患者的治疗效果欠佳，甚至少部分患者并没有好转。尽管他们对我是那么信任、那么虔诚，但医学毕竟不是万能的。很多年过去了，每当看到患者还在承受着痛苦时，我的内心就感到非常愧疚。所以，我很想提高我的医疗技术，并利用一切可用的时间来努力学习、刻苦研究，但几十年过去了，仍然无能为力，显得我是多么无能和渺小啊！

收徒三原则

跟我拜师学艺，是有原则的。要知道，一个人要想成就一番事业，仅凭聪明和勤奋是远远不够的，还必须具有以下条件。

一是要有悟性。学无止境，中医学有很多知识不能仅靠死记硬背，而要学会心领神会。一个人如果没有较高的悟性就不可能做到心领神会，也就达不到更高的境界。

二是要有德行。有德行的人学医才能专心致志，一心治病救人，不然，就像小和尚念经——有口无心，到老还是一个老和尚，不能成佛。古代就有"德有多高，医术就有多高"这句话。如果只想到吃喝玩乐，既舒服又能赚到钱，又怎么能掌握那奥妙无穷、充满神秘色彩的医学精髓呢？

三是要有孝心。一个对自己父母都不孝敬的人，又怎么能孝敬师父呢？到头来学业不精还不是糊弄患者吗？

有一分热就发一分光

胡思荣自幼热爱中医，从医 40 余年里，他秉承家学渊源，思精韵谦，不断推陈出新，勤求古训，博采众长，一生致力于内科疑难病的研究，心无旁骛。1990 年 9 月参加了中国科学院举办的全国医学心理学治疗及咨询学习班，于 1991 年 3 月，经学术委员会论证通过，医院为他开设了郁证专科门诊。从此他正式开始了从事内科疑难病和身心疾病的诊断治疗，同时也开始了对内科疑难病从理论到实践进行系统研究探索的漫长之旅。

能否解除痰郁之证是中医治疗疑难病的关键，加强对痰证的研究是当前中医学理论发展和提高疗效的当务之急。以疏肝解郁豁痰开窍为大法研制的用于治疗抑郁症的"平心忘忧胶囊"得到患者的高度评价，在全院临床广泛使用。

　　他对患者亲切和蔼，为患者提供轻松的诊疗环境；耐心倾听，让患者安心地把病情讲述完整；不论身份地位的高低贵贱，对所有的患者都一视同仁；看病时沉着稳重、认真仔细，让患者觉得踏实；专家门诊每日接诊来自全国各地的患者 40 余人，他上班从来不喝水，常常到下午一点多钟也吃不上饭，但从无怨言，对患者的要求总是有求必应。

　　他还从 1991 年开始应邀为国家部委和外省市 31 位领导出诊 200 余次，均取得较好疗效。为襄阳市委，市政府赢得荣誉，为医院增光。

　　他研制的用于治疗内科疑难病的专病专药有 9 种之多，包括治疗抑郁症、神经症、失眠的平心忘忧胶囊，治疗甲状腺功能亢进症、甲状腺肿大的软坚散结胶囊，治疗更年期综合征的桃花清心胶囊，治疗乳腺增生、乳腺瘤的海藻消瘤胶囊，治疗甲状腺功能减退症、不孕症的参茸五子丸等 9 个品种，这些院内制剂均于 2001 年 7 月先后通过湖北省药品监督管理局的审核，取得了批准生产文号。方中的每一味中药都要精心选配，每一种成药都要亲自试服，体验口感、功效及毒副作用。通过 20 多年的临床实验，有效率均在 95% 以上，连续 10 年临床使用量占全院院内制剂的 10% 以上。

他主持科研课题 10 余项，撰写学术论文 30 余篇，于国际、国内获奖 10 余次。其中《平心忘忧汤治疗抑郁症 470 例》在"第三届世界传统医学大会及世界传统医学优秀成果大奖赛"上，荣获"世界传统医药突出贡献、国际优秀成果奖"；《平心忘忧汤治疗抑郁症 470 例》在世界医学研究中心和香港中国国际交流出版社评选活动中荣获"国际优秀论文奖"；《免煎中药颗粒剂与自煎中药汤剂治疗疑难病临床疗效比较》在"首届世界创新医学大会"上，被评为"优秀论文"二等奖；《经舒宁颗粒的配制工艺、质量标准和稳定性研究》课题，通过省级成果鉴定，荣获襄阳市人民政府"科学技术进步"三等奖；《姜楂冲剂改善痰湿型慢性阻塞性肺疾病患者体质的疗效研究》课题，通过省级成果鉴定，荣获襄阳市人民政府"科学技术进步"三等奖；《免煎中药颗粒剂与自煎中药汤剂治疗疑难病临床疗效比较》荣获襄阳市第十届"自然科学优秀学术论文"三等奖；《平心忘忧汤治疗抑郁症 470 例》荣获湖北中医杂志"优秀论文"二等奖；《温胆汤治疗梅尼埃综合征》荣获襄阳市科技协会"优秀论文"三等奖。

他学术硕果累累，出版过《胡思荣疑难杂病效验录》（人民军医出版社）；《胡思荣弟子论文集（第一集）》（襄阳市中医医院）；《胡思荣中医临床带教录》（中国科学技术出版社）；《胡思荣弟子论文集（第二集）》（襄阳市中医医院）；《中医院工作人员心理健康状况调查与研究》（《中医药管理杂志》）；《平心忘忧汤治疗抑郁症 470 例》（《湖北中医杂志》）；《免煎中药颗粒剂与自煎中药汤剂治疗疑难病临床疗效比较》（《中国实验方剂学杂志》）；《解郁化痰治疗癫狂的体会》（《河南中医》）；《软坚散结颗粒剂治疗乳腺纤维瘤 205 例》（《湖北中医学院学报》）；《胡思荣治疗郁痰经验》（《光明中医》）等。

　　他治疗疑难病的方法、经验，先后被国内外 100 多种大型工具书收录，先进事迹在国家、省、市报刊及各种媒体报道 100 多次。由于成绩突出，2002 年 5 月被湖北省人事厅、卫生厅授予首届"湖北省知名中医"称号；2006 年 9 月享受"襄阳市政府专项津贴"；2006 年 12 月被中国中医科学院聘为"中国中医专家委员会委员"；2011 年 1 月被湖北省人力资源和社会保障厅、湖北省卫生厅授予首届"湖北中医名师"称号；2011 年 6 月入选湖北省名老中医药专家学术经验继承工作指导老师；2012 年 3 月经湖北省人民政府批准，受聘为"专业技术二级岗位"；2012 年 6 月入选第五批全国老中医药专家学术经验继承工作指导老师；2013 年 12 月当选襄阳市中医药学会第七届理事会顾问；2014 年 6 月被国家中医药管理局确定为，2014 年全国名老中医药专家传承工作室建设项目专家；2017 年 5 月 20 日在襄阳市中医医院建院 60 周年庆祝大会上，被授予"杰出贡献奖"；2018 年 6 月胡思荣工作室通过国家中医药管理局检查验收，正式进入国家级工作室行列。

　　他总是诲人不倦，努力传承自己的学术思想。胡思荣将其一生所学编撰成系列医典《胡思荣行医的体会》《胡思荣临床经验集》《胡思荣疑难病病案集》，把自己的行医理念和临床体会毫无保留地传授。全国名老中医药专家胡思荣传承工作室现有弟子 24 名，均能秉承他的学术思想。他们撰写的论文、所做课题也都以他的学术思想为指导做更深层次的研究，都是以郁痰论治内科疑难病。

他带领弟子们在国家级、省级学术会议上做交流讲座，到县市中医院做学术交流讲座、会诊、义诊。尤其是工作室内部实行学术研修讲座，每位弟子轮流授课，交流自己的学习心得和临床体会，吸引了不少热爱中医的青年医师和规培学生，给全院青年医师带了个好头，营造了热爱中医，学习中医的浓厚氛围。并成功举办湖北省中医药继续教育项目，全国名老中医药专家胡思荣传承学术研讨会；湖北省中医药学会郁证中医诊治研修班；中医治疗抑郁症进展学术交流会等学术活动。相信在师生们的共同努力下，他的学术思想和临床经验一定能够很好地传承下去，并被发扬光大，让弟子们更快地成长，让患者受益更多。

用一生感悟行医的意义

胡思荣先生一生研究应用中医中药治疗疑难病，且屡获奇效，本书收录先生亲诊疑难病案例，是先生所治成千上万患者中的一小部分，先生希望读者能够从中悟出他以解郁化痰法治疗疑难病的独到之处，能给读者些许扩展治疗疑难病的思路，在今后临床工作中有所启发。

先生本可享受退休后的清闲时光，却毅然选择了"第二次奋斗"，与24名弟子快乐"奔跑"在中医路上，他匠心育人，桃李成蹊，沿途拾捡学术思想，徜徉于医海之间，领略中医科研魅力，惠泽群众健康——他用一生感悟行医的意义。

★ 擒怪病擒出名堂

胡思荣自幼痴迷中医，从十二三岁起，每年寒暑假他都跟着舅爷一起上山采药、外出看病，这些培养了他对中医药最初的热爱。18 岁步入医道，40 多年来，秉承家学渊源，思精韵谦攻疑难，不断推陈出新。

内科疑难病是一种病情缠绵、日久难愈的疾病。胡思荣出诊看病、走访患者、整理医案、收集资料、研究医道，整理古今中外有关疑难病的诊疗信息 2 万多条，应用中医学"怪病多痰、痰多怪病"之理论，研制的每一种药都亲自试服，体验口感、功效及毒副作用，巧妙擒住中医治疗疑难病之关键。

60 多岁的付老师患有心脏病、高血压病十五六年。2006 年 7 月，她的病情加重，医生告知她安装心脏支架是唯一的解决办法。然而，付老师手术的前一天，一位老人恰巧因行安装心脏支架手术而死亡，恐惧让她放弃了手术治疗。之后，她辗转各地治疗无果，病情也越来越重。后来经人介绍，到胡思荣处治疗。付老师回忆说："他一见我就满脸笑容，一边诊脉，一边跟我聊家常。他说，你这病没有多大问题，就是心脏早搏，服几剂药就好了。他给我开了 14 剂中药，还嘱咐我回家适量运动。没想到，服药 3 天，病情就减轻了。后来，他又给我开了 14 剂药，至今未再发病。"

如今，胡思荣自行研制的 9 种用于治疗内科疑难病的专病专药均已通过湖北省药品监督管理局的审核，取得了批准生产文号。他精心选配每一味中药，通过 20 多年的临床实验，有效率均在 95% 以上。连续 10 年占全院院内制剂的 10% 以上。

他接诊的患者不仅来自全国各地，还有一些外国患者慕名前来。他研制的中药屡屡验效，颇受欢迎：治疗中学生考前紧张综合征的厚朴安心胶囊；治疗抑郁症、神经症、失眠的平心忘忧胶囊；治疗甲状腺功能亢进症、甲状腺肿大的软坚散结胶囊；治疗更年期综合征的桃花清心胶囊；治疗梅尼埃综合征的眩可定胶囊；治疗乳腺增生、乳腺瘤的海藻消瘤胶囊；用于治疗甲状腺炎、腮腺炎、前列腺炎等病毒性疾病的银花解毒口服液；用于治疗痛经，月经不调的经舒宁颗粒；用于治疗甲减、卵巢早衰的参茸五子丸等。

★ **攻科研攻出成效**

岐黄薪火，师承相传。胡思荣通过开展学术讲座、例行讨论会、培训交流等方式，吸纳和借鉴国内中医郁证前沿知识，总结归纳名老中医学术经验，推动和发展郁证诊治疗法和学术研究，并在科研教学上攻出了成效。

2012 年，胡思荣工作室成立。2014 年，胡思荣工作室被国家中医药管理局批准为"全国名老中医药专家传承工作室建设项目"，获得专项建设资金 50 万元。

工作室以科研课题研究带动学科建设。目前出版两部专著《胡思荣疑难杂病效验录》《胡思荣中医临床带教录》，每 2 年出版一本《胡思荣弟子论文集》。科研课题"经舒宁颗粒的配制工艺、质量标准和稳定性研究"与"姜楂冲剂改善痰湿型慢性阻塞性肺疾病患者体质的疗效研究"获得襄阳市科技进步三等奖，完成科研课题 10 余项，在研课题 4 项。

工作室成功举办湖北省中医药学会郁证中医诊治研修班和国家名老中医药专家胡思荣传承工作室学术交流会，邀请国内知名中医专家到会授课。

胡思荣经常带领弟子到县级中医医院进行学术交流、讲课、会诊，指导临床医师对疑难病的诊断治疗。选派弟子参加首届国医名师高峰论坛，开阔眼界，扩大交流。围绕胡思荣学术思想，临证经验撰写学习体会或论文，在《中国中医药报》发表专栏报道 10 篇。

每月第三周的星期四，胡思荣工作室都会准时开展学术交流研修活动，每位弟子轮流授课，吸引了不少热爱中医的青年医师和规培学生前来聆听，营造了全院学中医的浓厚氛围。

★ 传经验传出精髓

倾囊相授，传承帮带。在胡思荣看来，传道授业，答疑解惑乃导师本分。所带教的 24 名弟子，均可秉承他的学术思想。因此，他将其一生所学编撰成系列医典，把自己的行医理念和临床体会毫无保留地传授给弟子。

"天下大事，必作于细"中医治学更是如此。严谨并不刻板，务实并不守成。学习是一种态度，虚假学不来真东西。热爱中医—学习中医—相信中医—学习中医，周而复始，不能停歇。

胡思荣不仅用自己精湛的医术、勤恳的治学态度、温和的医治态度和谨慎的治疗态度影响着弟子，而且对待生活的态度和生活理念、方式也潜移默化地影响着弟子。他广泛的兴趣与爱好，对简朴生活方式的追求也值得每一位弟子学习与传承。

"继承、发扬、创新、积累"是胡思荣传承工作室的匾额，也是胡思荣对24名弟子的殷殷期望。"但愿世间人无病，何愁架上药生尘""学医开弓没有回头箭，需勇往直前""医生要活到老，学到老，看一本书，哪怕学到一句话，都是值得的"……这些都是胡教授对弟子们的谆谆教诲。不用金钱铺路，不用杜撰前行，为医一方，追寻一生，感悟行医的意义，感受为医的自豪，夫复何求！

注：本文摘编自《中国中医药报》刊载的《胡思荣：用一生感悟行医的意义》一文，作者为李丽（中国中医药报记者）。

✿ 大医至诚，医者仁心

中医中药是中华民族的国宝，也是炎黄子孙对世界的重大贡献。千百年来，中医中药不知治过多少人的病，救了多少人的命。我们家看病就有个习惯，在看西医的同时，必看中医。这不是不相信西医，而是觉得中医治本更有效。譬如园子里长了杂草，用西医把杂草除去，用中医把杂草的根挖出来。

胡思荣先生是襄阳名医，也是全省、全国的名医。先生在用中医治疗与自主神经功能紊乱和内分泌功能失调相关的内科疑难病方面，有独到的技术、独有的见解、独创的经验、独特的成就。更难能可贵的是，先生不仅重实践、重临床，还特别重视理论研究和经验总结。每有收获，就把它用笔记录下来，然后上升到理论高度，道其然，更道其所以然。这样，就以自己辛勤劳动的成果，丰富了中华中医中药的宝库。

胡先生全心全意为患者服务，既重医术，又重医德；既研究医理，又研究心理；既重视不断提高自己，又重视中华医学的传承；把为患者解危难，为世间添温暖作为毕生追求。他引用泰戈尔的话说："'果的事业是尊贵的，花的事业是甜美的，但是，让我们做叶的事业吧，叶是谦逊地、专心地垂着绿荫的。'我，愿做叶的事业。"的确，胡先生就像一片绿叶，深藏在绿荫中，谦虚谨慎；天天追随阳光，吸取营养；默默地做出奉献，无怨无悔；辛勤地创造耕耘，永不停歇……

大医至诚，可敬；医者仁心，可佩。祝愿至诚至仁的胡先生像松柏一样，郁郁葱葱，永葆青春。

注：本文作者为凡夫（中国作家协会会员，中国寓言文学研究会原会长，湖北省作家协会原副主席）。

弟子印象与患者评价

★ 勤奋好学传承中医

胡师成才之秘，勤字当先。对待医学，他有着一种探海寻贝、掘土寻金的精神，即使年逾六旬，依然孜孜不倦，未曾有丝毫懈怠，才致成就到达如此高度。平时除了行医看病外，胡师几乎闭门不出，终日整理医案、收集资料、诵读中医典籍……他先后搜集古今中外有关疑难病信息2万多条，自己治疗、观察、跟踪、访问的各种疑难病病例1万多份。胡师先将这些病例进行分类，制成卡片，然后填入表格，再进行统计处理……希望能找到解决这些疾病的最佳治疗药方。"我记得当时，他抄卡片抄了2个多月，装满了一个纸箱，有时因为图表太多，几张白纸接起来，桌子上放不下，他就跪在地上记录，一跪就几个小时……"，师母回忆说。

如今，胡师早已誉满九州，他的患者近有来自南阳、十堰、黄冈、钟祥等地的，远有来自新疆、内蒙古、海南、山东、福建诸省的，还有来自美国、日本、澳大利亚等国的外国患者。他在致力于为患者解除病痛的同时，努力传承着自己的学术思想。他将自己的一生所学整理成系列医典，把自己的行医理念和临床体会毫无保留地传授给学生。

在胡师的心中，为人民服务的思想是无限的。除了每天高强度的专家门诊外，他还不分昼夜地撰写科研论文、出书写作。周末到全国各地去会诊，每年还带教十多名学生，一心扑在中医事业上的他就像走"凌波微步"一般，飞速游走在各项事业中，均出奇完胜。

★ 厚德仁心患者福星

胡师行医数十载，由他接诊的患者难以计数，只要患者进了诊室，他都将患者当作自己的家人认真对待，没有对一位患者推诿敷衍过。每次出诊，胡师都是从早上7点半开始，一直到中午12点，甚至下午1点。无论再累再饿，他都坚持接诊完最后一位患者。胡师接诊的情志疾病患者较多，患者描述病情时常常滔滔不绝，有时甚至情绪失控，但胡师总是耐心倾听，他用和善的言语开导患者，让患者烦恼而来，开心而走。

诊病时，看到家境贫困的患者，胡师会想方设法给他们开具疗效较好又便宜的药，甚至会为他们垫付药费和路费。1992年4月，宜城市王河乡患者余某因患肝病前来就诊，上午在医院检查完后没有来得及看病，中午在餐馆吃饭时，准备用来办理住院的 800 元钱被人偷走。下午余某哭着来看病，胡师听后，当即拿出 300 元钱，为其支付了药费和路费。"凡大医治病，必当安神定志，无欲无求，先发大慈恻隐之心，誓愿普救含灵之苦……"胡师以此作为自己的座右铭，以良医的标准严格要求自己，用赤诚和爱心为患者服务，夙为医者称道。

★ 严谨求实谦虚谨慎

胡师年过六旬，仍倾心临床，就诊患者络绎不绝，但从未发生纠纷事故。究其奥秘，除了有仁心仁术，更与胡师严谨求实的从医态度有关。胡师诊病从来都是事无巨细，亲自问诊，详加诊察。每位患者的相关化验检查都会一一过目，看不清楚的必由弟子代为叙述，无论患者情况如何，从不消极怠慢。

作为中医名师，胡师严谨但不刻板，务实却不守成。他经常告诫学生，学习来不得半点虚假，要深钻，更要活学。他经常督促学生们要认真学习经典，切忌生搬硬套，必须因人制宜、因地制宜、辨证施治。为了编写著作，胡师不分白天黑夜，句句斟酌、字字矫正，从封面到内容，亲自审查，他这种严谨的工作作风让学生们受益匪浅。即使是修改学生的毕业论文，他都细致到字、词、句，甚至标点。

胡师获得过让无数名医羡慕的各种殊荣，但他从不居功自傲，更不沾沾自喜。他常常要求自己以最普通的心去做最普通的事。

★ "怪病"神医淡然处世

胡师擅长治"怪病"，即各种内科疑难杂症，包括西医反复输液治疗或需要手术治疗的病症，如梅尼埃综合征、更年期综合征、乳腺疾病、月经病等，他妙手一挥，开具几个处方就能解决。这些疾病疑难较多，但他不怕艰辛，勇于探索，遍翻中医浩瀚古籍，从中吸取精华。对于患者求诊的每个疾病症状，胡师均不放过，对自己开出的每味中药组方，他也是斟酌再三，甚至不惜自己亲自服用，以验证疗效及毒副反应。

虽然在医学上孜孜追求，取得了很高的成就。但在生活上，胡师却淡泊名利。他喜欢养绿色植物，喜欢喝绿茶，喜欢那种不张扬但却有内涵的东西。曾有人给予各种许诺、优厚待遇聘请胡师，但都被他婉言谢绝了。他对医道有着深刻的体悟，他说："为医者先修德，医人者更医心。从事医疗行业，意味着要付出更多的爱心，抛却更多的名利，没有一颗平常心和大爱于人的真情是做不好的。"这种精神与他一生追求"叶"的事业的执着又何尝不是异曲同工。

★ 为师楷模大师风范

有的医生是为金钱在铺路，有的医生是用杜撰在前行，可总有那么几位医生，让我们寻找到行医的意义，让我们感受到为医的自豪，哪怕只有一点光亮，也能拨开尘雾，鼓励我们继续走下去。胡师就是这样一位医生，他用时间和生命，践行着一位医生的德行、坚持和谦虚。

胡师常说："共产党员只会踩油门，不懂踩刹车。"他的油门一踩就是数十载。我们常常反思，等自己繁华老去的时候，如果能成为胡师口中"合格的好医生"，就已知足，所以，如果真的能青出于蓝而胜于蓝，这才是胡师最大的心愿。

★ 积极乐观的生活

胡师是一个热爱生活的人。他兴趣广泛，喜欢摄影、书法。医院有个摄影爱好者沙龙，经常组织外出活动。胡师虽然六十多岁了，可是依然喜欢和年轻人一起攀山越岭，在大自然中发现美，用相机留下自然美。从野外归来，欣赏拍摄的作品，胡师怡然自乐，那种高兴与治好一个疑难病例一样，溢于言表。

胡师的楷书，刚健博大、浑厚饱满，这缘于他早年接受的颜体书法的熏陶，也类似于他诊病时由于扎实的基本功伴随而来的厚重、不越矩。胡师的行书，飘逸灵动，如行云流水，好像是他看病时的灵机一动。字如其人，字也如其艺，于此可见一斑。

胡师生活很有规律，也很简单。每天锻炼、读书、提前半小时出诊。他的很多学术思想，是在闲暇时总结出来的。正是由于这种规律、简单的生活，让他一直保持着良好的身体状态和敏锐的洞察力。

胡师虽已入花甲之年，却是个永不落伍的人。他说："任何事情，如果你带着兴趣去做，你会做得很好；如果把工作当作自己一生的事业去做，你会做得更好。"时至今日，他仍然在学习新知识、新事物。胡师已获得了巨大的成就，却仍在不断探索、前行，我们做学生的怎敢懈怠？

胡师是个乐观的人。他常说"快乐不是因为你得到的多，而是因为你计较的少"，还说"千金难买一笑"。很多患者都觉得他很幽默，甚至说听胡师说话，病就好了一半。我们也这样认为，有时候心情郁闷或钻牛角尖时，与胡师聊天，吸收点正能量，就会豁然开朗。

★ "他总是给人以信心"

我是襄阳轴承厂的一名退休教师，患高血压病、糖尿病十多年了，前年春季我又被诊断出患有心脏病。这两年，我感觉自己的身体逐渐虚弱，尤其是心脏病时常威胁着我的生命。我住了很多次医院，服用过很多进口药，钱也花了不少，但病却没治好。于是，我对生活失去了信心。

2015年3月，我头晕心慌、胸闷气短、周身不适，甚至睡觉时，连胳膊、腿怎么放都不舒服，我认为自己的病不可能治得好，甚至为自己准备了后事，并染了头发，照了遗像，等着死亡的来临。家人见我如此消极，四处帮我求名医，后来将我带到胡医生的诊室。他首先对我进行心理疏导，让我振作精神、树立信心，然后让我服用中药，经过一个半月的调理和治疗，我的精神面貌焕然一新，食欲、睡眠好转，血压、血糖稳定，心脏病也得到了控制。

目前，我的体力恢复了很多，能参加一些力所能及的劳动了，我还把原来门前已经荒芜了的菜地又种了起来。我觉得胡医生不仅治疗了我的身体疾病，更给了我生活的信心，衷心感谢他。

★ "他很了不起"

我曾经是胡医生的一位患者。多年前，本人长期处于一种紧张而快节奏的生活，久而久之，身体出现了一些不适，起初表现为失眠多梦、偶尔头痛，再后来是频繁头痛，只要稍有不慎（兴奋、难过或风吹），头就会痛，轻则一两天，重则四五天，伴有厌食作呕，并且有畏寒现象。一旦发生头痛，我便无法正常工作和生活。

由于经常被头痛折磨，睡眠不好，我整个人较瘦，身高 1.63m，体重却不到 45kg。我丈夫常年出差外地，也多次为我寻求治病的良方，还带我去过广州、九江一些医院检查、求诊过，但都没有查出原因。

一个偶然的机会，我了解并认识了胡医生。我抱着试一试的心态挂了胡医生的号，他仔细地询问了我的病情病程，诊脉后说："你这是头痛兼内分泌失调。"他还叮嘱我，平时要多锻炼，每周至少锻炼 4 次，每次 1 小时。并给我开了 1 周的中药，服完这 7 天药，我感觉很舒服，连续半个月都没有头痛。而后，我又就诊了两次，不知不觉中我的头痛消失了。

吃完 3 个疗程的中药，胡医生又给我开了桃花清心丸进行全身调理，大约服了 2 个月，我感觉整个人神清气爽，脸上的斑变少变淡了。以前总是提前四五天的月经，现在也准时了。丈夫出差回来惊奇地说："老婆越来越漂亮了！"现在，即使是在寒冷的冬天，我也不用戴帽子了！胡医生真是了不起！

★ "他给我看病是个愉快的过程"

我是浙江一家企业的高管，今年 28 岁。自幼月经不定期，3 ～ 4 个月 1 次，量少，色泽暗红，夹带血块，伴腰腹疼痛，白带量少。四处求诊，都没有什么实质性的效果。

我的月经今年 1 月 16 日来过 1 次，量很少，3 天即净。4 月 13 日打了 3 天黄体酮后又来了 1 次月经，量也不多。到 6 月底，仍未见月经来潮，便在网上搜索此方面的名医专家。看到有关胡医生的报道，专程来求诊，希望胡医生能用中医将我的病治好。

我这个情况，一般难以启齿，更不好意思跟异性说。去找胡医生看病，刚开始很紧张，但一进去，胡医生却幽默地跟我聊天，几句话后，我就不紧张了。胡医生安心地听我把病情讲述完，然后风趣幽默地宽慰我，随即认真地给我把脉，之后开出了 14 剂中药。药方里有桃仁、白芍等，服药 5 天即见月经来潮，且量多色红，腰腹疼痛消失。

再次就诊时，胡医生像老朋友似的同我交谈，我感觉在他这里看病是一种享受，感觉还没有吃药病就好了一半，我觉得找胡医生看病是一个很愉快的过程。

★ "他治病太不可思议了"

我是一名甲状腺功能亢进症患者，非常感谢胡医生给我带来了希望。3 年前，我患上此病，找了很多专家，连续治疗长达 3 年的时间也没将病治好，这 3 年来，我从没间断过服药，可病情却反复无常，我只有跟着病情不断地增减药量来进行调节，非常痛苦。

就在我万般无奈之时，经人介绍认识了胡医生，当我找胡医生治病时，只是抱着试试看的心态，根本没抱多大希望。我按胡医生的要求，只服他开的药，停掉其他所有的药，没想到，服药半个月，奇迹就出现了，检查时甲状腺功能的指标都在正常范围内。

看到检查结果后我很惊讶"这怎么可能呢？这是真的吗？半个月，才半个月就将困扰我多年的疾病控制住了？"但事实就是这样，我把这个好消息第一时间告诉了老公，老公也高兴得不得了，我觉得胡医生真是太伟大了，太不可思议了。

★ "他愿为患者牺牲休息时间"

我是来自南阳的患者，近 1 年多，我出现了一系列内分泌失调的症状，如经前乳房胀疼，经血色暗有块，面部色斑增多，还常常便秘腹胀。服用了很多药，有内服的、外用的、医生开的、网上购的、美容院买的，花了很多钱，却收效甚微。

有一次，我带儿子到襄阳市中医医院看病，顺便向导诊的护士咨询了一下我的病情。护士告诉我："你挂国医堂胡思荣的专家号，我以前脸上也长斑，吃了胡医生的药就好了！"听了她的话，我决定试试。我来到胡医生的诊室，见到的是一位面带微笑、和蔼可亲的老先生，很亲切、很实在。他问了我的病情，诊脉后开了药。当时距经期还有半个多月，胡医生说："你服半个月的药，这次月经来时就会感觉明显不一样。"还真如胡医生所说，用药后这次月经前期，乳房竟不再胀疼。

胡医生不仅医术好，医德更好。我在河南工作，周末回襄阳。而胡医生是每周一、三、五上午坐诊，这样我要看病、拿药还得请假。一次周六，我抱着试试看的心态按胡医生给的名片给他打了个电话，把我的情况告知后，问能不能在周末见到他，他竟然很爽快地答应周日上午在医院等我。这可是休息日啊，他可是专家啊！我很意外、很惊喜，也很感动。胡医生真是个好人、好医生，没有专家架子，急患者所急，想患者所想，不惜牺牲自己宝贵的休息时间，为患者提供方便。

★ "他是真心为患者着想的好医生"

我患失眠达十余年，痛苦不堪，经多方求治无效，后偶然一次机会得知胡医生治病疗效显著，就抱着试一试的态度前去就诊。他一见到我，非常热情，仔细耐心地询问我的病情，对我非常关心，就像对待亲人一样。我服用他的药半个月左右，失眠症状就有明显的缓解，头晕、疲惫、烦躁、焦虑、胡思乱想等症状也明显减轻，2个月后以上症状完全消失，是胡医生让我过上了正常人的生活！

有一次周一去医院，我去得有些晚，挂号后等到中午12点，前面还有很多人。当时我担心那天又会白跑一趟，护士告诉我，挂了胡医生的号，只要不走，他就会给你看完。确实，我一直等到下午1点，他接诊了我，后来，他接诊完所有患者才去吃午饭。

在长达3个月的求诊中，我发现胡医生对所有的患者都一样好，不论患者身份地位的高低。看到经济条件不好的患者，他会想办法用疗效好又便宜的药，还经常给他们垫钱。他出诊时，经常是早到晚走，常从一大早忙到下午一两点，他心里装着的是患者，他以患者的健康为最大的幸福，他是位难得的好医生，是位名副其实的好医生！

★ "身边有这样的医生是我们的福气"

1997年时我19岁，因压力等各方面因素患了焦虑性强迫症，每天都生活在恐慌中，非常痛苦。偶然的机会找到了胡医生诊治，胡医生以和蔼的态度对我进行了耐心的心理疏导，并配合中药治疗，两三个月后我终于恢复了正常人的生活，感觉生命又获得了新生。

最近，因家里发生一些事情，导致我精神抑郁、失眠、胸闷，痛苦异常，我又找到胡医生，相隔多年再看到胡医生依然是那么亲切，精神矍铄。看到胡医生亲切的面容我就觉得看到了希望，胡医生风趣地问候了我，让我在轻松的环境中得到了诊治。目前，我的睡眠已得到改善。我觉得，襄阳有这样的医生是患者的福气。衷心祝愿胡医生在治疗患者的同时，能永葆青春活力，快乐每一天！

★ "疑难杂症他都能治疗"

本人因月经不调在胡医生处诊治，查出垂体微腺瘤，胡医生当时没说什么就直接开了 2 个月的药（由于我要去外地），并且要我每天保持心情愉悦。但我当时很郁闷，上网查了有关垂体微腺瘤各方面的资料，加入各种有关的 QQ 群。在得知西药没办法完全治好此病，并且手术又极易复发的情况后，就将希望完全寄托在胡医生的身上，多次在网上跟胡医生沟通我服用的药和了解到的一些相关情况，胡医生总是耐心地叫我不要想太多，安心吃药就行了。

2 个月的药吃完后，我在外地又联系胡医生，请他帮忙寄些药过来。服药 4 个月后我便停药 2 个月，再去复查时，结果显示垂体微腺瘤不见了。我知道结果后简直不敢相信，找胡医生帮我看检查结果，才知道我的病痊愈了。我觉得，不管什么样的疑难病，别的医生治不好的胡医生都能治。

注：本文作者为白菲斐（荆楚网记者）。

后　记

　　我用毕生精力扎根于临床，以中医中药济人，为无数疑难病患者解除了痛苦，总结以上体会与同行分享，希望能对所有看到这本书的医务工作者有所启迪，在疑难病的治疗上多一些思路。

　　从医几十年，我专注医事、心无旁骛、刻苦学习、努力工作、研究新药、探索治疗疑难病的方法、带教学生，始终如一坚持向我心中的目标一步一个脚印地前行。我深知只有这些是远远不够的，在我的职业生涯中，更多的是得到了领导、同事、亲友们的关怀、鼓励、支持和帮助。在此，我真诚地向他们表示深深的感谢和敬意，同时还有歉意。因为，他们给予我很多，而我回报他们的却很少，我没有用更多的时间陪伴他们，但我总是心存感激，并默默地为他们祝福。

胡思荣

致谢（排名不分先后）

张文善	马淑慧	席修荣	袁先道	胡高书	袁先茂	刘德新
胡先茂	陶永明	李福元	杜大才	郑远安	郑远清	张万年
李继承	李广安	冯义常	张维贤	姜代友	刘一生	罗全义
胡乐珍	颜维生	莫秀和	朱曾柏	陈如泉	余新华	李　都
王　华	乐才文	蒋冠斌	杜子礼	夏世澄	闫邦华	曹　欣
刘贤腊	林　鹏	杨祥义	张家林	马　黎	陈文海	雷明安
宋明志	林方立	刘仕良	汪金昌	黎新会	宋玉柱	熊功臣
杜淑恩	石云珍	赵德汉	李传德	马言军	余志远	陈启德
姚连华	王　正	李秀英	曹敬兰	郭爱群	段华汛	袁汉丽
冯　辉	闫建纯	曾小平	赵　旭	白志奇	皮红林	莫天栩
邹如政	赵玉珠	施法群	王小才	王金杰	王珂玥	何　明
李宏印	李　青	王超辉	韩　峰	王　强	任　峰	石志强
王晓东	周水平	朱学明	蔡志强	石　萍	刘素文	朱　勇
费建平	刘朝霞	胡文颖	李　丽	白菲斐		

感谢左明晏、李宝华、王晓棣和我所有的弟子们及成千上万的患者朋友们。

感谢我勤劳善良的妻子方秀华和我厚道大度的家人，是他们义无反顾几十年如一日给我工作上的理解和支持、生活上的关心和照顾，与我同甘共苦。